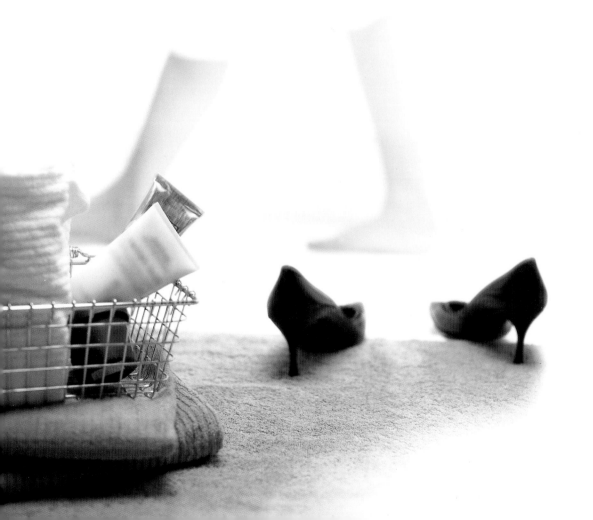

KB088821

건강한 발이
건강한 몸을
만 든 다

부작용 없고,
언제 어디서나 누구든
쉽게 할 수 있는
발마사지

●   건강을 잃으면 모든 것을 잃는 것이다. 제 아무리 물질적으로 풍족하고
명예와 지위가 높다 하여도 건강하지 않으면 무슨 소용이 있을까. 만사가 허망하고 하루하루가
고통의 연속일 따름이다. 그렇다면 이토록 소중한 건강을 지키기 위해서 어떤 노력을 기울여야
할까? 적당한 운동과 규칙적이고 균형 잡힌 식생활, 정기적인 건강진단 등을 통해 건강한 몸을
유지해야 하는 것은 너무나 당연한 일. 거기에 발반사요법 같은 자연요법을 더한다면 건강을
지킴은 물론이요, 늘 활기 있는 생활을 누릴 수 있을 것이다. 매일매일 누적되는 피로와
스트레스를 풀어주고, 각자가 안고 있는 신체의 문제들을 적절히 보완해줌으로써 약물이나
치료없이도 자신의 몸을 돌볼 수 있다면?

●   늘 건강하다고 자부하던 필자는 지난 1984년 사구체신염으로 병원에
입원하여 건강이 한때 치명적인 상태에 이르렀다. 퇴원하는 날, 담당 의사는 내게 "이 병은 낫는
병이 아니고 죽을 때까지 갖고 가는 병입니다. 평소에 자극적인 음식을 먹지 마시고 휴식을
취하고…"라는 절망적인 얘기를 하였다. 그 후 통풍성 관절염에 담석증까지 겹쳐 하루하루가
그야말로 지옥같기만 했다. 그제야 건강의 소중함을 절절하게 깨닫고, 그 동안의 건강에 대한
자만을 뉘우치게 되었다. 그러나 하늘이 도우셨는지 내게 마치 기적같은 일이 일어났다. 한참
병마와 싸우던 그 시기에 스코틀랜드 글라스고우의 한 뷰티 쇼에서 발반사요법을 알게 된 것이다.
처음에는 낯설고 민망해서 망설였는데, 용기를 내어 낯선 남자에게 발을 맡겨보았다.

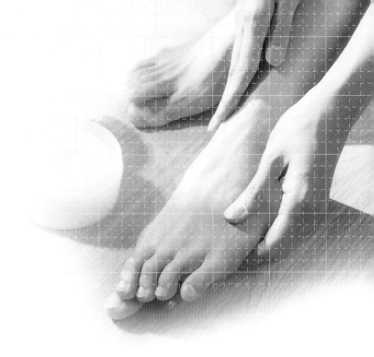

●   10분이 채 안 되는 짧은 시간 동안의 그 체험은 나의 삶을 바꿔놓을 만큼
놀라운 것이었다. 발에 인체의 모든 것이 들어 있고, 발바닥에 있는 인체 각각의 반사 부위를
자극함으로써 질병을 예방하고 치료할 수 있다는 것은 참으로 경이로운 일이었다. 발을 맡긴 채
편히 앉아있는 동안 나의 몸은 신비한 기운에 휩싸인 듯했다. 믿기지 않을만큼 몸이 가벼워지고
졸음이 올만큼 편안해졌다. 나는 먼저 나의 건강을 위해 발반사요법을 시작했고, 꾸준히
이 요법을 실시하면서 병을 말끔히 치유할 수 있었다. 지금은 누구 못지않게 건강하고 활기있는
삶을 누리고 있다.

●   발반사요법의 효험을 알게 된 뒤로, 이 좋은 요법을 나 혼자 알고 있기에는
너무 아깝다는 생각에 늦은 나이지만 체계적인 공부를 시작했다. 유럽에서 가장 발반사요법이
발달해 있다는 독일과 가까운 일본에서 유학을 하며 그 어느 때보다도 열심히 연구하고 노력했다.
어려움도 많았지만, 발반사요법의 세계는 그 어려움을 극복하고도 남을만한 가치가 있었다.
그리하여 1994년에는 국내에서 최초로 발관리 커리큘럼을 개발하여 발관리 직종을 선보이게
되었다. 현재 전국 100여개 미용대학에서 발관리 커리큘럼을 도입하여 수많은 예비 발관리사들을
교육하고 있다. 또한 많은 분들이 필자의 연구소에서 발반사요법의 효과를 체험했다. 사소한 발의
문제를 치료하는 것에서부터 당뇨나 고혈압 같은 고질병의 치료에 이르기까지, 그분들의
체험담은 일일이 소개하기 힘들 정도이다.

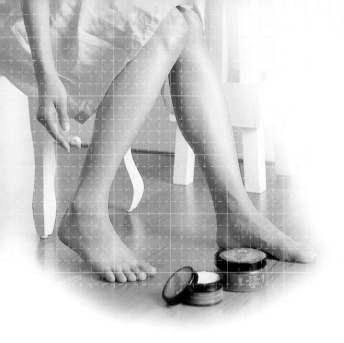

● 　　　　　발반사요법은 무엇보다 인체가 원래 지니고 있는 자연치유력을 높여준다는 큰 장점을 지니고 있다. 인체는 자연의 일부로 자연의 기를 받아 스스로 치유할 수 있는 능력을 가지고 있다. 물이 자정 능력을 가지고 스스로 정화시키는 것과 마찬가지 원리이다. 약물이나 병원 치료로는 감히 생각할 수도 없는 좋은 치료법인 것이다. 약물은 내성이 생겨 결국에는 인체에 돌이킬 수 없는 치명타를 주기도 한다. 특히 우리나라 국민의 항생제 내성률이 세계 최고 수준이라고 하니 안타까운 일이 아닐 수 없다. 발반사요법은 인체 스스로 병을 이겨낼 수 있도록 하는 요법이므로 다른 병원 치료와 병행해도 좋다. 건강을 지키는 데도 이만한 방법이 없지만, 질병을 앓고 있는 이들에게는 치료 효과를 높이는 좋은 요법이다.

● 　　　　　부작용이 없고 누구나 쉽게 할 수 있으며, 언제 어디서나 할 수 있는 발반사요법. 질병으로 고통받고 있는 이들의 치료를 돕고, 과도한 피로와 만병의 근원인 스트레스를 이겨내게 한다. 언제 다가올지 모를 질병으로부터 우리의 몸을 보호하기 위해서라도 이제부터 발을 만지자. 인체의 축소판인 발의 중요성은 아무리 강조해도 지나치지 않다. 이 책을 통해 많은 이들이 발의 소중함을 알고, 건강의 소중함을 되새겨 삶의 질을 한 차원 높일 수 있기를 진심으로 바란다. 또한 질병으로 고통받는 이들의 치료를 도와 병을 이길 수 있는 힘이 된다면 그보다 큰 보람은 없을 듯하다. 이 책의 출판을 맡아주신 학원사와 좋은 책을 만드느라 밤낮으로 애쓰신 편집부 여러분과 장선아팀장께도 깊이 감사드린다.

초보자도 쉽게 하는

1 베이직 발마사지

김수자의 발마사지 생활백서

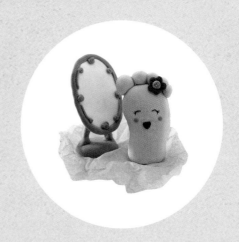

4 조금 걱정되는
증상별 발마사지

5 약없이 치료하는
질병별 발마사지

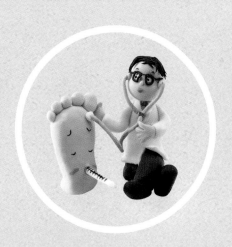

6 엄마손이 약손,
아이사랑 발마사지

7 아주 쉬운 건강 목욕,
효과만점 족욕

인체가 숨어 있는 발

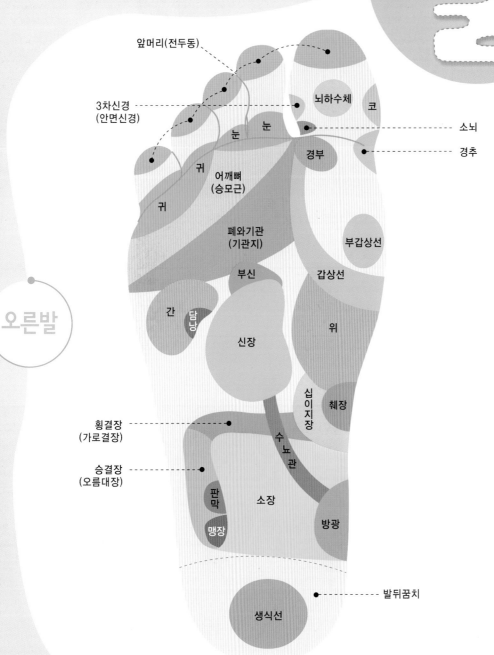

오른발

발바닥

앞머리(전두동)

3차신경
(안면신경)

뇌하수체

코

소뇌

경추

눈

눈

경부

귀

어깨뼈
(승모근)

귀

폐와기관
(기관지)

부갑상선

부신

갑상선

간

담낭

위

신장

십이지장

췌장

횡결장
(가로결장)

승결장
(오름대장)

수뇨관

판막

소장

방광

맹장

발뒤꿈치

생식선

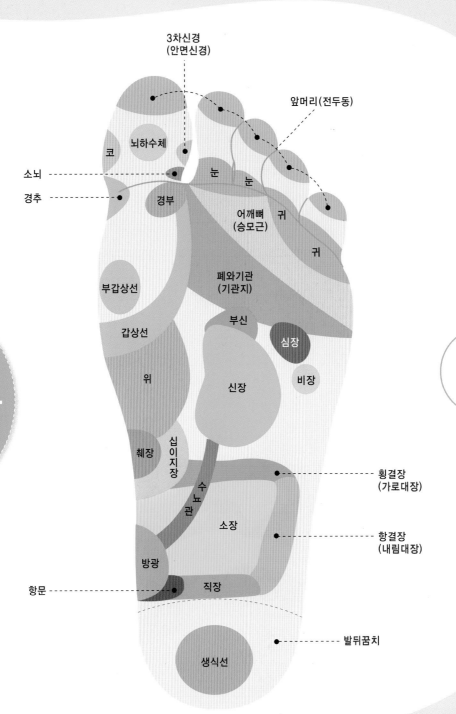

반사구

왼발

3차신경
(안면신경)

앞머리(전두동)

코
뇌하수체

소뇌

경추

경부

눈

눈

어깨뼈
(승모근)

귀

귀

부갑상선

폐와기관
(기관지)

갑상선

부신

심장

위

신장

비장

췌장

십이지장

수뇨관

횡결장
(가로대장)

소장

항결장
(내림대장)

방광

직장

항문

발뒤꿈치

생식선

초보자도 쉽게 하는
베이직 발마사지

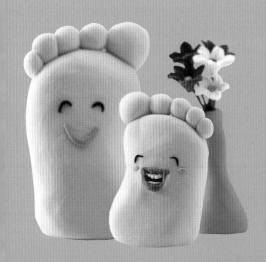

우리 몸을 지탱해 주는 뿌리
발 이야기

우리 몸 중에서 가장 푸대접을 받는 부위는 어디일까? 바로 발이다. 하루 종일 무거운 몸을 지탱한 채 쉴 새 없이 움직이면서도 항상 양말이나 신발 속에 갇혀 제대로 휴식을 취하기 어렵다. 인간이 서서 걷기 시작한 이후로 발은 잠시도 쉴 틈 없이 혹사당해 왔다고 해도 과언이 아니다.

이렇게 푸대접받는 발은 우리의 몸을 지탱해 주고 균형을 유지하며 몸을 이동시켜 주는 중요한 역할을 한다. 이동할 때 발의 움직임을 보면 발뒤꿈치가 먼저 땅을 밟게 되고, 발바닥이 몸무게를 한쪽으로 쏠리지 않게 분산시켜 주며, 발가락이 몸을 이쪽에서 저쪽으로 이동하는 지렛대 역할을 하며 도와준다. 이러한 동작에 의해 몸의 균형을 유지하면서 인간은 넘어지지 않고 똑바로 걸을 수 있는 것이다.

발, 특히 발목부터 발가락에 이르는 뼈나 근육, 혈관, 신경 등의 구조는 매우 복잡하다. 양발에 있는 뼈는 52개, 신경은 100여 개에 이른다. 오죽하면 레오나르도 다빈치가 "인간의 발은 인간 공학적으로 최고의 작품이고, 예술적으로도 신비로운 걸작"이라고 표현했을까.

발은 혈액순환을 돕는 '제 2의 심장'

발은 전신의 혈액순환과 밀접한 관계가 있는 중요한 부위이다. 걸을 때마다 심장에서 발끝까지 내려온 혈액을 다시 심장을 향해 퍼 올리는 펌프 역할을 하기 때문이다. 발을 '제 2의 심장'이라고 하는 것도 이 때문이다. 따라서 발마사지를 하고 나면 단순히 발의 피로가 풀리는 것뿐만 아니라 전신의 혈액순환에 큰 도움을 준다. 혈액순환이 좋아지면 윤기 없고 거친 피부가 매끄러워지는 등 여러 가지 효과를 볼 수 있는 것은 너무도 당연하다.

심장에서 말초혈관에 이르기까지 몸의 구석구석에 영양과 산소, 호르몬 등을 공급하는 것이 혈액의 역할이다. 그런 만큼 혈액순환의 속도가 느려지거나 정체되는 등 문제가 생기면 여러 가지 순환기 계통의 만성질병이 오기 마련이다. 발바닥을 자극했을 때 얻을 수 있는 장점 중의 하나가 바로 온몸의 혈액순환이 원활해지는 것이다. 걷기 운동 등이 그것인데 그런 운동을 할 수 없는 상황이라면 발마사지를 해보는 것도 좋다. 이는 발바닥에 있는 수많은 모세혈관을 자극해서 혈액을 심장으로 되돌려 주기 때문에 전신의 혈액순환을 좋게 할 수 있다.

건강한 발은 아프지 않아야 한다

그러면 건강한 발은 어떤 발일까? 첫째, 관절이 부드럽게 잘 휘고 둘째, 걸

초보자도 쉽게 하는 베이직 발마사지

을 때 아프지 않아야 한다. 셋째, 발바닥이 따뜻해야 하며, 전체적으로 발바닥이 부드럽고 변형이 없어야 한다. 넷째, 발목은 지방질이 없이 뼈와 피부만 남아 있을 정도로 앙상한 발이 좋은 발이다. 다섯째, 발등에 살이 없고 다섯 개의 발가락 사이가 쫘악 벌어져 있는 발이 건강하다.

엄지발가락과 둘째 발가락으로 물건을 집어 올릴 정도로 힘이 있는 발, 발뒤꿈치가 일직선이고 발바닥이 분홍색인 발, 마디마디가 잘 구부러지는 발 역시 건강한 발이다. 무좀이나 티눈 등 세균이 있으면 건강한 발이 될 수 없다.

우리 조상들은 이렇게 건강한 발을 만들기 위해 맨발로 흙을 밟거나 풀을 밟고 돌멩이를 밟으며 맨땅을 걸어다니기도 했다. 하지만 바쁜 생활에 쫓기다 보면 맨발로 땅 위를 거닐 시간을 내기란 쉽지 않다. 맨발로 걷기 어려운 현대인들의 경우 간단한 발지압법을 배워 두면 건강한 발을 만들 수 있으며 건강을 지키는 데 많은 도움이 된다.

신경 써서 발을 매일 씻어 주는 것도 건강한 발을 유지하는 방법이다. 발을 씻을 때는 따뜻한 물에 담근 채 5분 정도 차분히 씻는 것이 좋으며, 양 손끝을 사용해 발등부터 발목, 종아리, 발바닥, 발가락 순서로 문지르듯이 씻도록 한다. 소갈증이라고 하는 당뇨병을 앓던 세종대왕은 버선 속에 콩을 넣어 신고 다니면서 건강을 유지했다는 유명한 일화가 있다. 또 발바닥을 자극하는 것은 혈액순환과 관련이 있다는 것을 말하는 대목이다. 또 무좀이 있거나 냄새가 나는 발은 찬물에 씻는 것이 좋다.

건강한 발이 건강한 몸 만든다

발은 원래 우리 몸의 다른 부위보다 피로해지기 쉬운 부분이다. 그래서 너무 많이 걷거나 서 있는 등 무리하게 되면 발에 여러 형태의 통증으로 우리에게 만져달라고 호소하는 신호를 보낸다.

그런데 발이 피로할 때는 단순히 발이 아픈 것으로 끝나지 않고 온몸이 피로해진다. 무릎이나 허리가 아프거나 두통, 신경통 등의 증상이 나타나는 것이 그것이다. 그래서 발이 아프면 온몸이 아프다고 하는 것이다. 손이 아프면 온몸이 아프다고 하지 않는다. 그러나 발은 인체의 체중을 감수해야 하는 기관이므로 발이 아프면 온몸이 아픈 것이다.

마치 더운 여름날 계곡 물에 발을 담고 있으면 온몸의 피로가 풀리는 것처럼 발의 피로만 잘 풀어 주면 온몸에 쌓인 피로를 풀어 주는 것과 같은 효과가 있다. 발이 건강해야 온몸이 건강하다. 발의 피로를 바로바로 잘 풀어 주고 건강한 발을 만드는 것이 곧 돈 안 들이고 건강을 지키는 지름길이다.

집에서 간단히 하는 발 관리법의 기본 수칙

● **가능한 맨발로 지낸다** 하루종일 신발과 양말에 매여 지낸 발은 혈액 순환이 안 좋아진 상태. 집에 오면 양말을 벗고 일을 보는 것이 좋다. 맨발 상태에서는 발바닥의 감각기관이 자극되어 혈액순환을 돕기 때문에 건강에 좋다.

● **저녁에 따뜻한 물로 10분 정도 발 목욕을 한다** 발바닥이 바닥에 닿지 않도록 약간 띄운 상태에서 앞뒤로 움직이거나 발가락을 꼼지락거리면 혈액 순환에 도움이 된다.

● **간단한 도구로 지압하는 습관을 갖는다** 병이나 볼펜 등을 이용해 수시로 발바닥을 꾹꾹 눌러주자. 또 주먹으로 발바닥을 쳐서 발부터 다리 쪽으로 쓸어주면 혈액 순환이 좋아지고 몸도 가벼워진다.

● **지압용 발판이나 지압용 슬리퍼를 애용한다** 지압용 발판이나 슬리퍼를 이용하면 따로 지압을 하지 않아도 비슷한 효과를 볼 수 있다. 발바닥의 지압점이 골고루 자극 될 수 있도록 자주 문지방이나 계단의 모서리를 밟아 주는 것도 좋다.

● **발의 온도를 적당히 유지시킨다** 발 온도가 낮으면 혈액순환에 나쁘다. 여름에는 냉방기의 바람이 발에 직접 닿지 않게 하고 겨울에는 적당히 난방을 해 발 온도를 유지하자.

전신의 반사점이 모여 있는
신체의 축소판, 발

발 모양을 자세히 보면 신기하게도 우리 몸과 많이 닮았다. 허리에 해당하는 부분은 발 안쪽에 쏙 들어가 있는 곳이며 발뒤꿈치는 엉덩이 부분, 발등은 가슴 부분이다. 이처럼 모양이 비슷할 뿐만 아니라 발에는 또 온몸의 반사구가 빠짐없이 모여 있어, 우리 몸의 축소판이라 불린다. 매우 피로하거나 몸이 아플 때 발을 조금만 마사지해도 한결 개운해지는 것은 이 때문이다.

반사구는 감각 신경이 모여 있어 인체의 각 부분이 거울처럼 발에 반사되어 있는 부위를 말한다. 발에 있는 반사구를 자극하면 직접 해당 기관을 자극하는 것과 같은 효과가 있다. 예를 들어 성기능을 좋게 하려면 생식기와 연결되는 신경이 모여 있는 발뒤꿈치를, 위가 좋지 않으면 위에 해당하는 반사구를 만져주면 된다. 이처럼 아프거나 좋지 않은 부위에 상응하는 발의 반사구를 정확하게 알아 손가락이나 발마사지용 지압봉으로 자극하면 개선 효과가 있다.

발마사지를 하면 오장육부로 통하는 발의 정맥과 혈관 부위가 자극되어 혈액순환이 원활해지면서 면역력이 증가해 스트레스는 물론 두통, 알레르기 등이 사라지는 효과가 있다. 고혈압이나 당뇨병·변비 등도 예방한다.

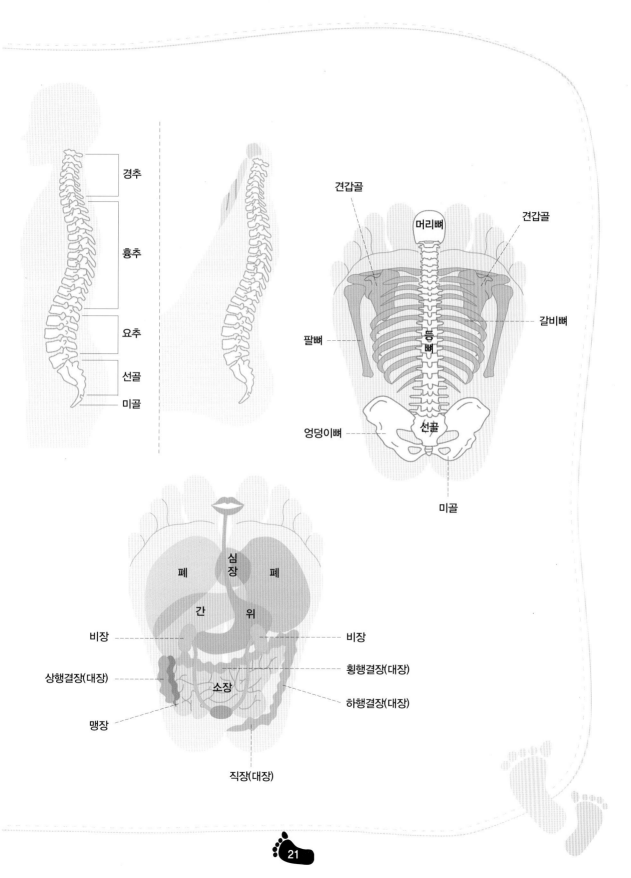

경추

흉추

요추

선골

미골

견갑골

머리뼈

견갑골

갈비뼈

팔뼈

등뼈

엉덩이뼈

선골

미골

폐

심장

폐

간

위

비장

비장

상행결장(대장)

횡행결장(대장)

소장

맹장

하행결장(대장)

직장(대장)

발 관리 잘하면 오장육부가 건강해진다

발에는 우리 몸의 오장육부와 연결되는 신경 반사구가 모여 있으므로 발 관리를 제대로 하면 오장육부를 건강하게 만드는 데도 효과가 있다. 반면, 발의 피로를 바로바로 풀어 주지 못하는 등 발 관리가 제대로 이루어지지 않으면 오장육부를 약하게 만들기도 하므로 주의해야 한다.

한의학에는 간장과 폐장, 비장, 심장, 신장을 오장이라 하고, 여기에 심포까지 포함하면 육장이 된다. 육부는 대장, 위장, 소장, 방광, 담, 삼초를 말한다. 이 중 삼초는 호흡순환기, 소화흡수기, 비뇨 배설까지를 포함하는 것으로 임파의 순환계를 이야기하는 것으로 보면 된다.

오장육부의 대표적인 기능

- **간장** … 체내에 들어온 알코올 등 여러 가지 독성물질을 분해시키는 중요한 역할을 한다. 담즙을 생산해 소화기능을 활성화시키는 것도 간의 역할이다.
- **폐장** … 호흡기능을 담당하며 허파라고도 한다. 탄력성이 있는 해면질로 되어 있고, 가슴 좌우 양쪽에 위치하고 있다.
- **비장** … 온몸을 순환하면서 해로운 균과 싸워 인체의 면역체계를 유지하는 임파액을 생산하는 중요한 역할을 담당한다.
- **심장** … 혈액을 온몸 구석구석까지 보내는 것이 심장의 역할이다. 각각 좌우 두 개의 심방과 심실로 되어 있다.
- **신장** … 우리 몸속에서 생기는 여러 가지 노폐물과 이물질을 소변을 통해 체외로 배설하고 혈액을 여과시키는 중요한 기능을 담당한다.

이렇게 중추적인 기능을 담당하는 것이 오장육부이기 때문에 이 오장육부가 약해지면 건강이 무너지는 결과를 가져올 수 있다.

이를 예방하려면 발마사지를 꾸준히 하는 것이 큰 도움이 된다. 발마사지로 발의 피로를 빨리 해소시키고, 오장육부에 해당하는 발의 반사구를 꾸준히 자극해 주어야 한다. 이렇게 하면 오장육부의 기능이 튼튼해지고 자연 치유력이 높아져 쉽게 병에 걸리지 않는 건강 체질이 된다.

발을 보면 건강상태를 알 수 있다

이처럼 눈에 안 보이는 중요한 역할을 담당하고 있는 부위가 발인만큼 발 건강은 전신 건강과 직결된다.

중국 속담 중에 "발뒤꿈치가 갈라진 사람에게는 돈을 빌려주지 말라"는 것이 있다. 발뒤꿈치가 거친 사람은 말초 혈액순환이 잘 되지 않아 건강에 문제가 있으므로 돈을 돌려받기 어려우니 돈 거래를 하지 말라는 뜻이 아닌가 싶다.

발이 아픈 것은 건강의 적신호이다. 발을 자세히 보면 그 사람의 건강상태를 알 수 있다. 몸의 어느 부분에 이상이 있는지 발을 만져 보면 정확하게 드러난다.

발가락이 찌릿찌릿하면 머리에 문제가 있는 것이므로 건망증, 치매, 중풍 등의 뇌 질환을 조심해야하며, 발바닥이 통통 부어 있으면 소화기에 가스가 차거나 소장의 기능 저하를 의심할 수 있다. 발뒤꿈치의 굳은살이 두터워

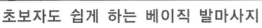

초보자도 쉽게 하는 베이직 발마사지

지면서 갈라지는 경우에는 내분비(호르몬) 이상이 의심되고, 발 전체가 부어 있을 때는 신장, 콩팥에 문제가 생긴 경우이다. 복사뼈 둘레가 통통 부어 있으면 관절염을 의심할 수 있다. 발의 피부색으로도 이상을 알 수 있다. 당뇨가 있는 사람은 발에 푸른색이 돌고, 신장이 좋지 않으면 보통의 피부색보다 거무스름해진다. 또 심장에 문제가 있으면 노란색을 띤다.

발의 이상 그냥 두면 큰 병 된다

발의 모양이나 색, 피부 트러블 등으로 전신의 건강상태를 거울처럼 들여다볼 수 있음에도 발을 소홀히 여기다 종종 더 심각한 상태가 되기도 한다. 건강을 위해서는 발의 상태에 항상 주의를 기울이는 게 바람직하다.

작은 이상이라도 발견되는 즉시 해결해 주면 크고 작은 질병을 예방하고 치료하는 데 많은 도움이 된다. 예를 들어 가끔 발이 차고 붓는 경우가 있다. 이런 증상은 주로 다리 부위의 혈액순환이 원활하지 못할 때 생기는데 이때 발마사지를 해 주면 혈액순환이 좋아지므로 쉽게 해소된다.

그러나 별 신경을 쓰지 않고 그대로 두면 간경화 또는 동맥경화, 전립선 이상 같은 병을 만들기도 한다. 혈액순환이 원활하지 못할 때는 혈액 속의 독소가 심장이나 간장 등에 침착된다. 만약 간장과 심장이 이 독소를 제거하지 못하면 계속 혈액 속에 남아 기관지나 폐, 피부까지 상하게 만든다. 결국 혈액순환이 좋지 않은 것으로 끝나는 것이 아니라 몸의 여러 부분을 상하게 만든다. 따라서 발마사지로 혈액순환을 좋게 하면 이런 여러 가지 병을 예방하는 효과가 있다.

예전 사람들은 울퉁불퉁한 비포장 도로를 걸어다녔으므로 따로 발마사지를 하지 않아도 자연스럽게 발마사지를 하는 것과 같은 효과를 볼 수 있었다. 그러나 요즘은 포장도로가 대부분인데다 걷는 일도 줄어들어 발에 자극을 주기가 쉽지 않다. 게다가 영양섭취량은 과거에 비해 늘어 체내에 노폐물과 독소가 많이 발생, 혈액순환 장애로 병이 생기는 경우가 많아졌다. 결국 발에 오는 병은 일종의 문명병이라고 할 수 있을 것이다.

발이 건강하면 하루가 편하다

많이 걷거나 서 있은 후에 발을 잘 주물러 주면 발의 피로가 빨리 사라질뿐 아니라 신기하게도 전신의 피로가 함께 사라지는 것을 느낄 수 있다.

출근하면 하루의 대부분을 서서 보내야 하는 영업사원이나 서비스직에서 일하는 사람의 경우 발의 피로가 심하다. 퇴근 무렵이면 발이 퉁퉁 붓는 사람도 있다. 이렇게 발의 피로가 심한 데도 풀어 주지 않은 채 자면 잠을 아무리 충분히 자도 아침에 일어날 때 머리가 무겁고 온몸이 뻐근하다. 이런 증상은 발의 피로를 풀어 주면 언제 그랬냐는 듯이 말끔히 사라진다.

퇴근 후에 따뜻한 물에 발을 담그는 발 목욕과 간단한 발마사지를 시작해 보자. 이렇게 발에 신경을 쓰면 늘 찌뿌드하던 몸이 한결 가벼워진다. 피로가 쌓이지 않으니 같은 일을 해도 쉽게 피로해지지 않기 마련이다.

알아두면 도움이 되는
발의 명칭과 반사구

신경이 모이는 지점인 반사구는 우리 몸 전체에 고루 퍼져 있지만, 특히 발과 손에 가장 많은 신경 반사구가 연결되어 있다. 때문에 발이나 손에 있는 반사구를 자극하면 신체의 여러 조직, 기관에 크고 작은 영향을 미치게 되어 건강을 유지하고, 질병을 예방하는 데도 큰 도움이 된다.

발에 인체 각 기관의 반사구가 존재한다는 이론은 미국인 의사 W.피츠제럴드의 반사이론에 근거를 찾을 수 있다. 이에 따르면 발과 손은 우리 몸의 심장이나 간, 폐, 위 등 여러 장기와 얼굴, 팔다리 등 전신과 연결되는 반사구를 가지고 있다고 한다. 따라서 어느 한 곳에 아픈 증상이 나타났을 때는 발의 반사 부위를 자극하면 통증을 없앨 수도 있고, 특별히 어디가 아프지 않더라도 해당 부위를 더 건강하게 만드는 효과를 볼 수 있다.

예를 들어 머리가 아플 때 발에서 머리에 해당되는 반사구를 누르면 아프기 마련. 아픔이 느껴지는 이 반사구에 적당한 자극을 주면 웬만한 두통은 쉽게 해소된다. 머리에 직접적인 자극을 가하기보다는 머리에 해당되는 발의 신경반사점을 자극함으로써 두통을 해소하는 일종의 신경 자극요법이다.

정확한 발의 명칭과 반사구

발 마사지는 발에 있는 반사구에 적절한 자극을 주어 질병을 개선하고 건강을 유지하는 방법이다. 따라서 평소 안 좋은 부위가 있어서 이를 개선시키거나 또는 건강 관리를 위해 발마사지를 하기 위해서는 우선 발의 명칭과 함께 발에 있는 반사구를 알아 두어야 한다. 반사구가 정확해야 원하는 효과를 빠르게 얻을 수 있기 때문이다. 반사구를 자극하는 데는 손으로만 하거나 또는 발마사지용으로 만들어진 지압봉 같은 간단한 도구를 사용하기도 한다. 이런 방법으로 인체의 각 기관에 해당하는 신경 반사구를 적절한 횟수로 자극하면 된다.

★ 발의 명칭

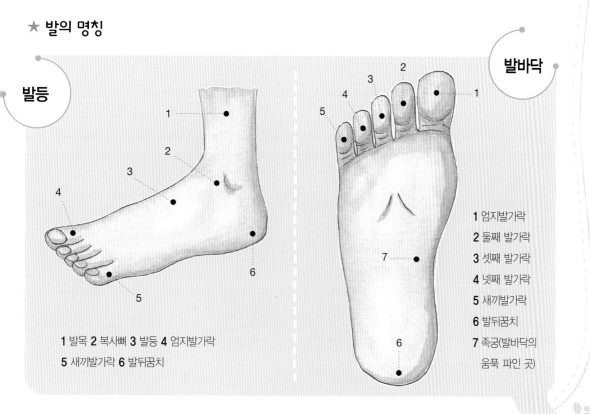

발등

발바닥

1 엄지발가락
2 둘째 발가락
3 셋째 발가락
4 넷째 발가락
5 새끼발가락
6 발뒤꿈치
7 족궁(발바닥의 움푹 파인 곳)

1 발목 2 복사뼈 3 발등 4 엄지발가락
5 새끼발가락 6 발뒤꿈치

초보자도 쉽게 하는 베이직 발마사지

★ 발바닥 반사구

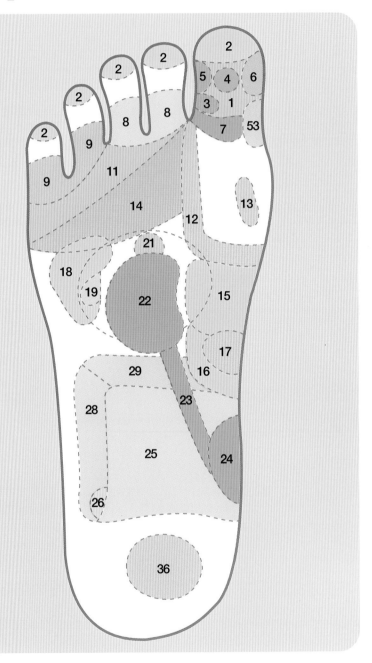

오른발

1 머리
2 앞머리(전두동)
3 소뇌
4 뇌하수체
5 3차신경
6 코(알레르기 비염)
7 경부(목)
8 눈
9 귀
11 승모근(등 근육)
12 갑상선
13 부갑상선
14 폐와 기관지
15 위
16 십이지장
17 췌장
18 간장
19 담낭

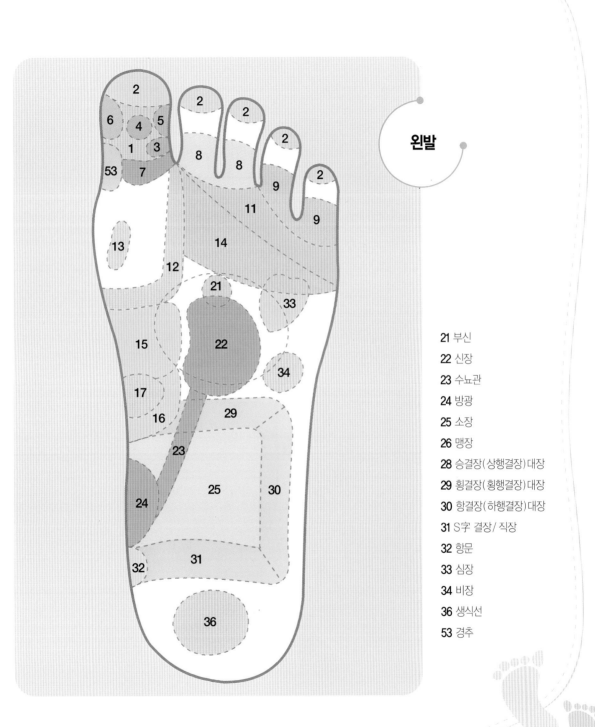

왼발

21 부신
22 신장
23 수뇨관
24 방광
25 소장
26 맹장
28 승결장(상행결장)대장
29 횡결장(횡행결장)대장
30 항결장(하행결장)대장
31 S字 결장/직장
32 항문
33 심장
34 비장
36 생식선
53 경추

초보자도 쉽게 하는 베이직 발마사지

★ 발 측면 반사구

내측

6 코
13 부갑상선
24 방광
38 고관절
40 임파선(복부)
50 자궁(여), 전립선(남)
51 요도
52 항문, 직장(치질)
53 경추
54 흉추 55 요추
56 천추(엉치뼈)
57 내미골

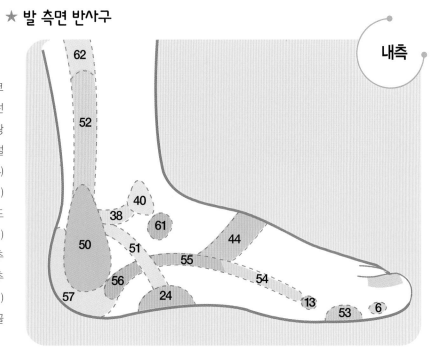

10 어깨
35 무릎
36 난소(여), 고환(남)
37 삼음교(월경불순)
38 고관절
39 임파선(상부)
42 평형기관
44 횡격막
58 외미골
59 견갑골
60 팔목관절
61 늑골
62 좌골신경 63 팔

외측

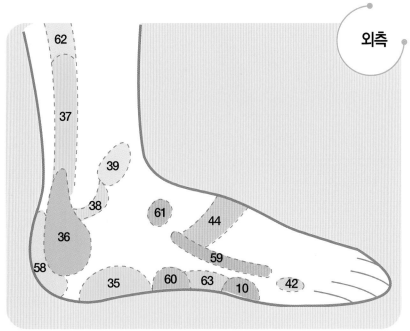

★ 발등 반사구

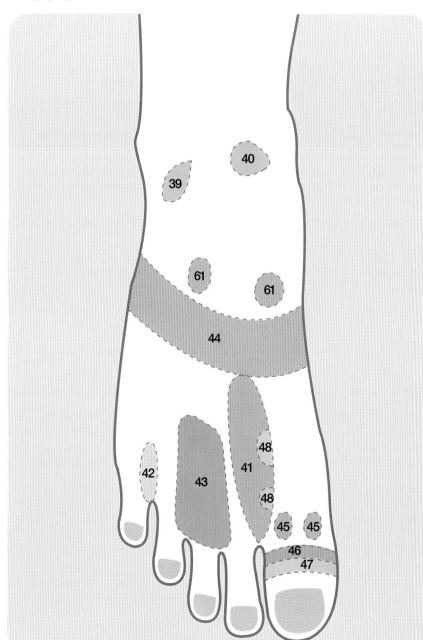

초보자도 쉽게 하는 베이직 발마사지

발마사지 워밍업

발 반사요법은 부작용이 없고, 남녀노소 누구에게나 효과적인 건강 요법이지만 몇 가지 유의할 사항이 있다.

1 되도록 저녁 시간에 실시한다

발마사지는 잠자리에 들기 전에 하는 것이 효과적이다. 때에 따라서는 오전에 할 수도 있겠지만 가능하면 잠자기 전에 한다는 원칙을 지키도록 한다. 저녁 시간 중에서도 일정한 시간대를 정해 놓고 하는 것이 좋다. 식사시간을 중심으로 볼 때는 식후 30분 정도에 하는 것이 적당하다.

2 마사지의 시작과 끝에는 반드시 기본 반사구를 자극한다

기본 반사구인 비뇨기 계통 자극을 소홀히 하면 발 반사요법의 효과를 충분히 얻을 수 없다. 기본 반사구는 인체의 노폐물을 내보내는 작용을 하는 곳이므로, 준비운동이라 생각하고 처음과 끝에 반드시 자극해 준다. 또, 발을 자극한 후에는 반드시 손으로 어루만져 부드럽게 마사지해 준다.

3 발등을 마사지할 때는 크림을 넉넉히 사용한다

발등은 발바닥에 비해 피부가 얇고 부드러우므로 크림을 사용해 마사지한다.

4 몸에 심한 상처가 있거나 종기가 났을 때는 하지 않는다

법정 전염병, 악성 종양, 폐결핵, 중증의 심장병, 뇌출혈 등을 앓고 난 뒤에는 하지 않는다. 여성은 생리 중에는 삼간다. 열이 높거나 코피가 날 때도 하지 않는다.

5 발 전체를 꼼꼼히 주물러 준다

발바닥만을 주물러 줘도 효과가 있으나 발바닥을 중심으로 주무르면서 발목에서부터 무릎 위로 10㎝ 정도까지 주물러 주면 효과는 배가 된다. 경우에 따라 약 2~3일 정도 발이 가벼울 수도 있다.

6 왼발부터 시작하여 오른발에서 끝낸다

발마사지를 오른발에서 끝내는 것은 심장의 반사구가 왼발에 있기 때문이다. 단, 오른발이 피곤하거나 통증이 있거나 병이 있을 때는 오른발부터 시작하여 왼발로 옮겨간다.

7 마사지의 방향은 밑에서 위로 한다

마사지는 발바닥에서 심장 쪽으로 해야 한다. 기껏 마사지를 해 놓고 올라가려는 혈액을 아래로 다시 끌어내리면 발바닥이 붓고 오히려 해가 될 수 있다.

8 처음에는 약하게, 적응되면 조금씩 강하게 한다

처음부터 너무 세게 자극하지 말고 약하게 시작한다. 그러다 서서히 적응이 되면 조금씩 자극을 강하게 해 준다. 몸 안의 칼슘 함량이 부족한 경우에는 뼈에 좌상을 일으킬 위험이 있고 뼈를 심하게 압박하면 내출혈, 골막염 등이 일어날 수 있으므로 심하게 하지 않는다. 반사구 하나는 5분 이상 자극하지 않는다. 반사구에 자극을 줄 때는 한 곳에 5~6초 정도를 목표로 누르는 것이 좋다.

9 마사지를 마친 후 미지근한 물을 마시고, 발을 따뜻하게 유지한다

마사지가 끝나면 몸에 있는 노폐물의 배출을 위해 더운 녹차나 미지근한 물 500cc 정도를 마신다. 이때 찬물은 피한다. 평소에 물이 소화가 잘 안 되는 사람들은 물을 천천히 나누어 마신다. 물을 마시면 발마사지를 통해 이동할 준비가 되어 있는 노폐물들이 소변과 함께 수뇨관을 통해 방광에 모였다가 몸밖으로 빠져 나오게 된다. 몸속에 노폐물이나 독소가 많이 침전되어 있던 사람들은 발마사지 후에 소변을 보면 평소보다 좀 탁하고 심한 냄새가 나는 경우가 많다. 좋은 현상이다.

10 아이들 마사지는 손으로만 한다

아이들에게는 지나치게 강한 자극이 필요 없으므로 중학생 이하의 아이들에게 발마사지를 할 때는 지압봉을 사용하지 말고 손으로만 부드럽게 마사지를 해 준다.

반사구의 위치에 따른 강약의 정도

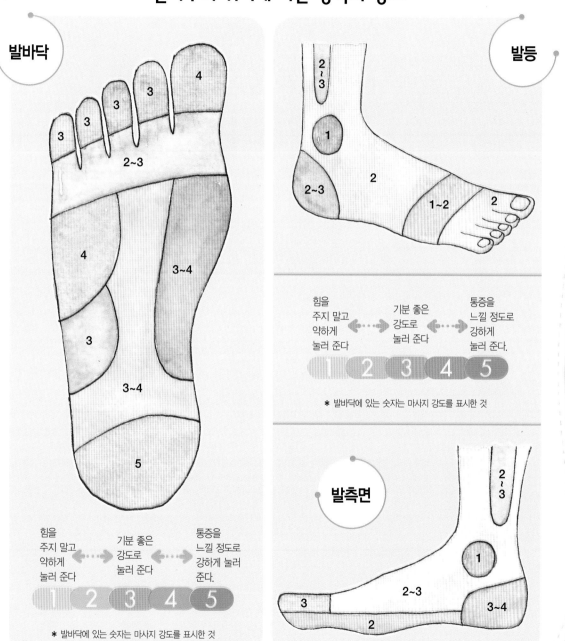

발바닥

4

3 3 3 3

2~3

4

3~4

3

3~4

5

힘을
주지 말고
약하게
눌러 준다

기분 좋은
강도로
눌러 준다

통증을
느낄 정도로
강하게 눌러
준다.

1 2 3 4 5

＊ 발바닥에 있는 숫자는 마사지 강도를 표시한 것

발등

2~3

1

2~3

2

1~2

2

힘을
주지 말고
약하게
눌러 준다

기분 좋은
강도로
눌러 준다

통증을
느낄 정도로
강하게
눌러 준다.

1 2 3 4 5

＊ 발바닥에 있는 숫자는 마사지 강도를 표시한 것

발측면

2~3

1

2~3

3

3~4

2

발마사지 전 꼭 필요한 상황별
발 관리법

각질 심한 발 & 굳은살 있는 발

피부는 본래 여러 가지 외부 자극으로부터 몸을 보호하는 장벽 역할을 한다. 피부의 가장 바깥쪽은 죽은 세포들로 덮여 있는데 이것이 각질층이다. 이 각질층은 사람에 따라서 두께가 다르지만 손이나 발바닥이 가장 두껍다. 아무래도 다른 부위보다 직접적인 자극을 많이 받기 때문이다. 각질은 피부의 수분 증발을 막고 피부를 보호해 준다. 또한 피부가 노화되면서 떨어져 나가는 현상이기 때문에 특별히 관리할 필요는 없다. 하지만 심하게 쌓이면 문제가 된다.

특히 발에 각질이나 굳은살이 쌓이면 감각이 많이 무뎌지고 심장의 혈액이 발바닥의 미세한 곳까지 전달되지 못하기 때문에 영양 부족이 나타날 뿐 아니라 혈액순환도 고르지 않아서 다른 질병이 생길 수도 있다.

굳은살은 발바닥 중앙이나 뒤꿈치, 혹은 엄지발가락에 많이 생긴다. 엄지발가락은 특히 뇌의 활동과 관계가 있기 때문에 엄지발가락에 굳은살이 생기면 건망증이 생기거나 판단이 흐려질 수도 있으니 조심해야 한다. 굳은살은 보통 목욕탕에서 벗겨 내는 경우가 많다. 심지어 목욕탕에 가면 발을 불려서 칼로 긁어내는 사람도 있는데, 물에 불은 죽은 각질세포가 살아 있는 세포와 서로 엉겨붙기 때문에 굳은살이나 각질처럼 죽은 세포만 떨어져 나오지 않고 살아 있는 세포까지 다치게 할 수 있다. 이 틈을 타서 세균이 침범한다면 발에 병이 나는 건 시간 문제다. 굳은살은 반드시 발이 마른 상태에서 각질제거 용구로 30초에서 1분 정도 밀어내면 된다.

숨어 있는 각질까지 완벽하게 없애는 요령

● **1단계** … 양말을 벗은 후 발을 씻기 전 마른 상태에서 각질제거 용구를 이용해서 딱딱한 각질 부분을 살살 문지르며 제거한다. 지나치게 밀면 발바닥 표피를 상하게 할 수 있으므로 30초 정도에서 그치는 게 적당하다.

● **2단계** … 폭이 좁은 구두를 오래 신으면 발바닥 중앙에 각질이 뭉쳐서 못이 박힐 수도 있다. 이럴 경우 굳은살 제거용 니퍼나 손톱깎기 등을 이용해서 제거한다.

● **3단계** … 각질을 제거했으면 미지근한 물로 발을 헹구어 내고 종이타월로 물기를 닦는다. 그런 다음 '발 전용 각질 크림'을 둥글게 마사지하듯 바르면서 문질러 준다.

● **4단계** … 각질이 심한 사람은 크림을 듬뿍 바른 다음, 면 양말을 신은 채 잠자리에 든다. 4~5일 정도 꾸준하게 관리하면 발이 놀랄 만큼 매끈해진다.

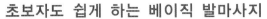
초보자도 쉽게 하는 베이직 발마사지

무좀 있는 발

발 무좀의 유형은 크게 세 가지로 나뉜다. 첫째로 가장 많은 사람들이 앓는 발가락 사이에 생기는 지간형이다. 엄지 발가락과 둘째 발가락에 생기는 무좀이라고 생각하면 쉽다. 땀이 나도 잘 마르지 않고 공기도 안 통하는 셋째와 넷째 발가락. 여기 무좀이 찾아오면 유난히 가려움증이 심하고 피부가 희게 짓무르면서 허물이 벗겨진다.

두 번째는 발바닥에 좁쌀 만한 물집이 생기는 수포형이다. 여름에 땀이 많이 나면서 악화되는 수포형 무좀은 물집이 생길 때까지 심하게 가려운 게 특징이다. 물집 안이 노란 액체로 가득 차 있다가 마르면서 황갈색 딱지가 되기도 한다. 수포가 터지면서 이차 감염이 생길 수 있지만 다른 무좀보다는 치료가 쉽다. 세 번째는 마른 무좀으로 불리는 각질형이다. 발바닥 전체 각질이 두꺼워 지는 무좀으로 균열이 생기고 긁으면 흰 가루가 떨어져 나온다. 만성이면서도 아주 고집 불통인 난치성 무좀이다. 발바닥의 각질을 영양삼아 피부속에 기생하는 아주 고약한 만성증상으로 면역력이 저하되어 건강이 나빠지면 더욱 극성을 부려 아주 가렵다.

확실히 뿌리 뽑는 무좀 치료법

무좀은 꼭 더러워서 걸리는 게 아니다. 무좀의 원인인 곰팡이균은 접촉에 의해 전염되는 성질이 있다. 공중목욕탕이나 방바닥, 수건, 실내화 등을 통해서 다른 사람에게 옮겨간다. 집안에 무좀 환자가 한 사람이라도 있다면 다른 가족들도 옮을 확률이 아주 커진다는 얘기다. 치료를 받았는데 금방 재발을 했다면 그 사이 가족 중에 누군가에게 옮았다고 의심해도 좋을 것이다. 그래서 무좀을 뿌리 뽑으려면 온 가족이 한꺼번에 치료를 받아야 한다.

가장 쉬운 치료법은 바르는 항진균제를 쓰는 것이다. 스프레이 형태가 편리한데 꾸준히 1~2주 정도만 바르면 가려움증과 물집은 대개 없어지며 6주 정도 치료를 받으면 효과를 볼 수 있다.

마른 무좀은 먹는 약이 효과적이다. 발바닥에는 약물이 잘 흡수되지 않기 때문이다. 무좀을 치료할 때는 특히 어설픈 민간요법은 삼가도록 한다. 가장 대표적인 방법이 식초에 발을 담그는 것. 또 소주에 정로환을 타서 발을 담그거나 담뱃잎을 태워서 쐬는 경우도 있다. 하지만 이런 방법들은 득보다 실이 더 많다.

식초는 산성이기 때문에 한시간 가량 발을 담그고 있으면 피부가 물러진다. 무좀균은 피부의 가장 바깥층에서 살기 때문에 이런 과정을 통해서 조금은 제거될 수도 있다. 하지만 무좀 때문에 이미 상처가 난 발을 식초에 담그면 심한 피부 손상이 온다. 또한 피부의 산성도가 떨어져 알카리화하면 세균은 더 극성을 부려 위험하다.

한 번 걸리면 평생 고생, 무좀 예방법

● 발을 깨끗이 닦고 발가락 사이를 건조하게 한다. 습기는 무좀 환자에게 치명적이다. 발을 씻은 후에는 반드시 물기를 완전히 없앤다. 발가락 사이사이를 깨끗하게 닦아주고 완전히 말려 주는 것이 좋다. 발가락을 닦을 때도 수건보다는 종이타월을 이용하도록 한다.

초보자도 쉽게 하는 베이직 발마사지

무좀 때문에 냄새가 많이 날 때

무좀이 있으면 으레 발 냄새가 많이 나기 마련. 이럴 때는 커피 메이커에서 우려먹고 남은 커피 찌꺼기를 활용해 보자. 커피 찌꺼기를 1 티스푼 정도 물에 풀고 발을 담근 후 골고루 묻힌다. 이렇게 하면 커피향 때문에 발 냄새가 많이 억제된다. 또 소금이나 아로마(유카립) 오일을 한두 방울 섞어 씻어도 좋다.

● 목욕탕과 수영장을 조심해야 한다. 공중목욕탕과 수영장의 바닥, 발 깔개 등에는 무좀균이 많기 때문에 이런 곳을 다녀 온 뒤엔 반드시 발을 깨끗이 씻는 것을 잊지 말자.

● 무좀에 걸린 사람과는 발수건, 슬리퍼, 욕실 매트 등을 따로 사용한다.

● 신발을 두 켤레 이상 준비해서 항상 햇볕에 잘 말린다. 특히, 종일 신고 난 구두는 안에 신문을 넣어 습기를 확실히 제거해 준다.

● 꽉 죄는 옷이나 신발은 땀이 차기 쉬우므로 삼간다.

● 양말은 땀을 잘 흡수하는 면 양말을 신고 가능한 자주 갈아 신는다.

티눈 있는 발

티눈은 각질층의 한 부위가 두꺼워져 자극에 의해 원추형 마개모양의 핵이 형성된 것을 볼 수 있다. 이 각질핵은 피부층 깊숙이 파고들어가 골막이나 발뼈를 자극함으로서 통증을 느끼게 된다.

티눈이 생기는 원인은 뼈를 덮고 있는 피부의 한 부위가 오랫동안 압박을 받아 생기는데 가장 근본적인 원인은 발에 맞지 않는 신발을 착용하여 발과 발가락에 변형을 가져오는 경우이다.

그 외에 다른 요인을 살펴보면 신진대사 작용의 억제 또는 혈액순환 작용이 정상적으로 이루어지지 못했을 때 발생한다. 티눈이 발생하는 부위는 주로 새끼발가락과 엄지발가락, 발가락 사이, 발바닥, 발톱홈 등이다.

티눈, 깔끔히 없애는 방법

티눈을 깔끔하게 제거하려면 발톱정리 도구를 사용해야 한다. 티눈이 생긴 사람의 대다수는 가정에서 손톱깎기 등을 사용해 제거하는 경우가 많은데, 세균감염의 우려도 있고, 또 쉽게 뿌리까지 없앨 수가 없으므로 발관리 전문가에게 조언을 구하는 것이 좋다.

또 각화증의 일종인 티눈과 바이러스 감염증인 모세혈관, 신경이 피부표면까지 올라온 상태인 사마귀는 의료영역이므로 함부로 만지지 말고 반드시 전문가에게 보이고 치료를 받도록 한다. 무엇보다도 티눈은 새끼발가락을 누르지 않는 구두를 신어야 예방이 될 수 있다.

티눈의 구조

티눈

표피 — 각질층

진피 — 기모근

— 피지선

피하 지방

골막

뼈

발톱이상 있는 발

발톱은 말단의 혈관이나 신경을 보호해 주는 아주 중요한 피부의 부속기관이다. 그러나 그 가치에 비해서 푸대접을 받는 경향이 있다. 손톱이나 발톱에 생기는 이상은 '손발톱의 병' 그 자체에서 그치지 않고 다른 병의 신호탄이 된다. 예를 들면 건강상태에 따라서 그 자라는 속도가 달라진다. 우선 호르몬 이상이 있거나 손상을 받은 이후에는 자라는 속도가 빨라진다. 또 손톱과 발톱이 자라는 데는 기

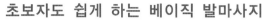

본적으로 많은 에너지가 필요하다. 그래서 몸에 이상이 생기면 자라는 속도가 느려지고 모양이나 색깔이 변하기도 한다. 발톱과 건강의 함수관계에 대해 알아보자.

발톱이상과 질병의 관계

발톱은 발가락 끝의 혈관과 신경 및 발가락뼈를 보호하는 역할을 한다. 건강한 발톱이란 진주색을 띠고, 특히 발톱 뿌리 부분의 반달 모양이 명확해야 한다. 손톱이 횡격막 위쪽 내장의 상태나 반응을 간접적으로 보여 준다면 발톱은 횡격막 아래 내장의 반응을 나타낸다. 만약 발톱에 세로 주름이 생기면 그 발톱과 관련된 신체 내부 기관에 이상이 생겼다는 신호다. 특히 여성은 새끼발가락을 다치지 않게 조심해야 한다. 새끼발가락은 생식 및 출산과 깊은 관계가 있기 때문이다.

발톱에 생긴 증상으로 알아보는 건강 이상 신호

● 가로로 주름이 생겼을 때

손톱이나 발톱에 가로로 생긴 주름을 보우씨선(beau's line)이라고 한다. 개인에 따라서 월경이 있을 때도 나타나고 아연 결핍, 외상이 있을 경우, 발톱 주위에 염증이 있어도 생긴다. 주름이 심할 경우에는 류머티즘 관절염, 말초순환장애를 의심할 수 있다.

● 색깔이 창백하거나 백색일 때

빈혈증, 백혈증, 심장질환, 궤양성대장염, 열병, 신장염, 악성종양이 있을 때 나타나는 증상. 종종 선천적으로 창백한 경우도 있다. 반면에 전반부는 적색이고 후반부는 백색이라면 '반반 조갑병'이라고 해서 만성신부전일 때 나타난다.

- **흑색이나 흑갈색으로 반점이나 선이 생길 때**

  악성멜라닌색소세포성을 의심해 볼 수 있다.

- **표면에 점 모양의 요철이 생길 때**

  손톱이나 발톱이나 건성일 경우 이런 증상이 생긴다.

- **황갈색으로 변하면서 두꺼워지고 부석부석해질 때**

  피부 사상균증에 감염된 건 아닌지 의심해 볼 수 있다.

- **주위에 심한 통증과 함께 홍조 현상, 부종이 생길 때**

  주로 화농균이 침입하면 이런 증상이 나타난다. 프로테우스균, 녹농균, 피부사상균의 감염 때문에 일어날 수도 있다.

- **청백색을 띠는 경우**

  빈혈을 의심해 볼 수 있다. 만약 가운데 부분이 스푼처럼 가라앉으면 철결핍성 빈혈일 가능성이 높다.

- **가로로 갈라지거나 부서질 경우**

  혈액순환장애가 아닌지 생각해 볼 수 있고, 세로로 갈라지면 천식이나 원형탈모증이 의심된다.

안으로 파고드는 내향성 발톱

발톱이 자라면서 살 속으로 파고는 것을 '내향성 발톱' 혹은 '함입조'라고 한다. 주로 젊은 사람들에게 많이 생기는데 엄지발가락에 잘 나타난다. 가벼운 증상까지 포함하면 열 명 중에 한 명은 앓고 있다고 할 정도로 흔한 질병

파고드는 발톱을 완화시켜 주는 관리법

1 넉넉한 운동화나 낮은 굽의 구두를 신는다.
2 발톱은 너무 짧게 자르지 않는다. 발톱의 양쪽 모서리는 줄칼로 마무리해 주고 발톱 밑은 손톱깎기나 발톱깎기로 자극하지 않는다.
3 발을 항상 깨끗이 씻고 발을 완전히 말린 다음 파우더를 살짝 뿌려 준다.
4 발톱이 안으로 파고들지 못하도록 발톱의 틈 사이에 솜이나 반창고를 넣어 준다.
5 이미 파고드는 발톱이 생겼다면 발톱 위에 플라스틱 조각을 붙여준다. 그러면 그 판이 발톱을 들어올려 주는 역할을 하기 때문에 통증을 없앨 수 있다.

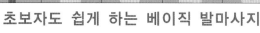

이다. 발톱이 살 속으로 파고들기 시작하면 주위가 빨갛게 부어 오르고 염증이 생긴다. 당연히 고통도 심할 수밖에 없다. 주로 맞지 않는 신발을 신거나 발톱을 너무 깊이 잘라 버리는 습관 때문에 발생한다.

또 걷는 자세가 나쁘거나 무좀도 원인이 된다. 파고드는 발톱은 버릇처럼 나타나기 쉽고 자칫 방심하다가는 걷지 못할 정도로 악화될 수 있으니 조심해야 한다. 고름이 차고 증상이 심하다고 판단되면 빨리 병원을 찾도록 한다.

보기 흉한 발톱 무좀 예방법

발톱은 불결한 상태로 방치되기 쉽다. 그래서 박테리아나 곰팡이균이 살기에 딱 좋은 장소다. 발톱에 곰팡이균이 살림을 차리면 발톱 무좀이 된다.

발톱 무좀이 생기면 일단 발톱이 두꺼워지면서 색깔이 변하고 앞부분이 뜨기도 한다. 이는 곰팡이균이나 박테리아가 발톱 조직을 영양분으로 섭취하고 배설물을 쌓아 놓은 것으로 발톱 무좀을 방심하고 넘겼다가는 큰 병으로 이어질 수 있다. 발톱에서 무좀균을 배양해서 혈류를 통해 온몸으로 무좀균을 퍼뜨리는 결과가 되기 때문이다. 발가락이나 심지어 다리까지 균이 퍼질 수도 있고 피부속으로 깊숙이 침투하는 성질이 있는 이 균이 모세혈관에 침투해 혈류를 타고 생식선까지 침범하면 중대한 질병으로 전이될 수 있으므로 주의하자.

발톱 무좀은 바르는것 보다 먹는 약이 효과적이다. 6주 이상 먹으면 대개 완치가 가능하다. 하지만 만약 발톱 주위에 염증이 생기거나 색깔과 모양이 변하고 진물이 나오면 하루빨리 전문의의 진단을 받는 것이 중요하다. 게다가 발톱 무좀은 한 번 걸리면 치료가 어렵기 때문에 예방이 필수다. 예방을 위해서는 발을 청결히 하고 신발을 자주 말려 주는 게 중요하다.

땀 많이 나는 발

땀이 많이 나서 발이 습하면 세
균이 번식하기 쉽다. 깨끗이 씻은 뒤
종이타월로 물기를 잘 닦고, 발가락 사이사이
를 벌려 헤어 드라이어로 깨끗이 말려 준다. 젖은 수건은 세균
을 다른 곳으로 전염시킬 수 있으므로 사용하지 않는 것이 좋다.

붓는 발

대개 심장에서 나온 혈액이 발끝에 고여
다시 심장으로 돌아가지 못해 붓게 된다. 이럴 땐 주먹으
로 발바닥을 쳐 주고, 발끝에서 종아리쪽으로 쓸어올린다.

냄새 나는 발

풀로 엮어 만든 짚신을 신었던 우리 민족은 발 냄새가
거의 없었다. 얼기설기 엮어 만든 짚신 사이로 시원한 바
람이 발가락을 간질였는데, 발 냄새가 날 리가 있겠는가.
하지만 요즘은 유난히 발 냄새 때문에 고생하는 사람들이 많다. 냄새 때문
에 신발 벗기가 민망한 사람은 일단 발을 찬물로 깨끗이 씻는다. 냄새가 난다
는 것은 세균이 있다는 것이다. 세균 번식을 막으려면 찬물에 발을 씻는 것이
매우 중요하다. 발의 균은 찬물과 찬공기, 햇빛 등을 싫어하기 때문이다. 마지

막 헹구는 물에 식초나 스킨 몇 방울을 떨어뜨리면 냄새를 없애는 데 도움이 된다. 스타킹이나 조이는 신발은 피하고 면양말을 신어 공기를 통하게 한다.

열 나는 발

심장에서 나온 혈액이 발끝에 몰려 혈액순환이 잘 되지 않으면 발에서 열이 난다. 발에 열이 나는 사람은 대개 불면증에 시달린다. 이럴 땐 따끈한 물에 식초나 소금을 넣고 10분 이상 발을 담그거나 지압봉으로 발바닥을 지그시 눌러 자극하면 혈액순환에 도움이 된다.

못박힘 있는 발

발 가운데 길쭉하게 굳은살이 생기는 것을 말하며, 좁은 신발이 발의 볼을 압박하여 생긴다. 일반적인 굳은살은 발바닥 윗부분이나 뒤꿈치에 넓게 퍼져 있지만, 못박힘은 길쭉하게 나타난다. 사포로 제거하기는 힘들며, 전문 도구를 사용하여 제거해야 한다.

족저사마귀

겉으로 보기에는 티눈과 그 모양이 흡사하나, 티눈은 제거해도 멀쩡한 피부를 자르지 않는 한 피가 나오지 않는 반면 족저사마귀는 혈관과 연결되어 있어 건드리기만 해도 피가 난다. 젊은층에게 잘 생기며 수영장이나 접촉에 의한 전염, 더러운 신발과 양말을 신었을 때 생기는 수가 많다. 족저사마귀는 세균 감염에 의해 생기므로 시원한 물에 발을 잘 씻고 공기소통이 잘되는 샌들을 신거나, 운동화나 구두 속을 살균 소독하여 청결히 한다. 심한 경우 피부과 전문의를 찾아가 전문치료를 받는다.

천근만근 무거운 발

발끝에서 심장 쪽으로 혈액순환이 잘 되지 않으면 발이 무겁다. 이때 정맥 마사지로 발바닥에 자극을 주고 무릎 위 10cm까지 정맥 마사지를 해주어 피가 잘 돌도록 해 준다.

뒤꿈치가 갈라진 발

여성은 25세가 지나면 여성호르몬의 불균형으로 생식기와 관련 있는 뒤꿈치가 갈라지기 쉽다. 뒤꿈치가 갈라지면 피부가 거칠어지고 의욕 상실 등의 증상이 나타나며, 성격도 공격적이고 사나워지는 경향이 있다. 뒤꿈치의 각질을 마른 상태에서 사포로 10초 정도 제거한 후에 발 전용 크림 등 보습 크림을 발라 준다.

쑤시고 저린 발

이런 발은 동상에 걸리기 쉽고, 소화불량과 불면증에 시달리는 경우가 많다. 따뜻한 물로 씻고 따뜻한 물에 손발을 담그며 자주 주물러 준다.

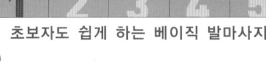

마사지 전문가 따라잡기
발마사지의 기본동작

마사지는 자극을 주는 방법에 따라 효과가 다르기 때문에 목적에 맞는 방법을 선택해서 실시하는 것이 중요하다. 특히 발에 자극을 줄 때는 양손을 함께 사용하는 것이 효과적이다. 발마사지에 필요한 기본동작은 다음과 같다.

발마사지의 7가지 기본동작

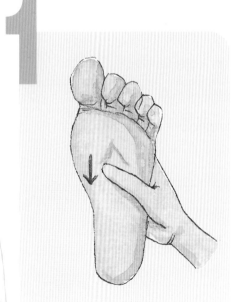

쓸·어·주·기

반사구 부위에 손을 얹고 부드럽게 쓸어올리거나 쓸어내린다. 이렇게 하면 피로가 풀리고 몸이 가벼워진다. 반사구를 쓰다듬어 주는 동작은 혈액순환을 좋게 하고 신진대사를 촉진시켜 전신이 편안해지는 효과를 준다.

문 · 지 · 르 · 기

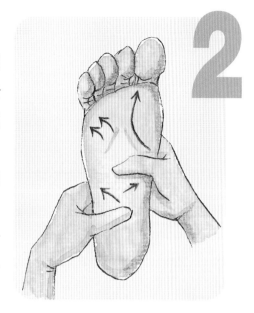

기운이 없거나 몸의 컨디션이 나쁠 때 발바닥에 있는 해당 반사구를 적극적으로 문질러 준다. 냉한 발이나 배, 허리 등도 손으로 문질러 주면 따뜻해지는 것을 느낄 수 있다.

이처럼 피부가 따뜻해질 정도로 문질러주면 혈액순환이 좋아지고 신진대사가 촉진되어 곧 좋은 컨디션을 되찾게 된다. 문지르기를 할 때는 엄지손가락 지문부위로 약간 힘을 주어 좌우로 미끄러지듯 이동시키는 것이 포인트.

주 · 무 · 르 · 기

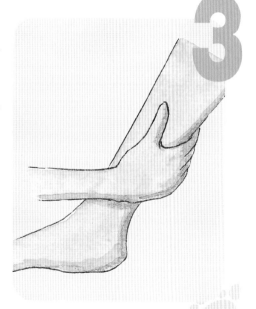

발마사지의 가장 기본적인 동작. 발 반사구를 주물러 주면 온몸의 혈액순환이 좋아지고 각 기관의 기능이 활성화된다. 특히 몸을 너무 많이 움직여 근육에 피로가 쌓였을 때 몸을 주물러 주면 피로가 풀리면서 몸이 편안해지는 것을 느낄 수 있다.

발도 마찬가지여서 많이 걷거나 해서 피곤할 경우 밤에 발을 주물러 주면 하루 동안 쌓인 피로가 해소되고 체내의 여러 장기들도 다시 활기를 찾게 된다. 손 전체를 이용하여 부드럽게 쥐었다가 풀어주고 4초 정도 고정해서 쥐었다가 풀어주기를 반복한다.

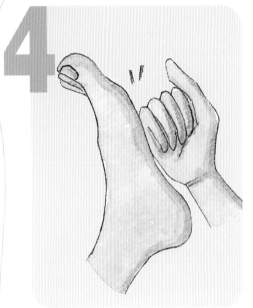

두·드·리·기

장시간 걷거나 발이 피곤할 때 장딴지를 두드려 주면 시원함을 느끼게 된다. 발뿐만 아니라 인체의 모든 기관도 마찬가지 효과가 있다. 인체의 각 기관에 해당하는 발 반사구를 두드려 주면 그 기관의 활동이 정상으로 조절되고 뭉친 근육이 풀리는 효과가 있다.

예를 들어 소장이나 대장 등 소화기관의 움직임이 나쁠 때 발에 있는 반사구를 두드려 주면 다시 정상적으로 기능을 되찾게 된다. 이때 뼈나 관절 부위는 두드리지 않고 주로 아치(족궁) 부분을 자극하면 아주 시원하다.

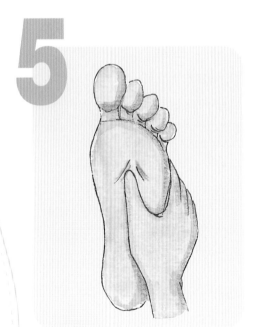

눌·러·주·기

눌러 주는 것만으로도 마사지의 효과를 볼 수 있다. 반사구를 손으로 지그시 눌러 주기만 해도 내장기관의 피로가 회복되고 뭉친 근육이 풀린다. 신체의 내장기관과 상응하는 발의 반사구를 손으로 눌러 주면 긴장이 완화되고 피로가 빨리 풀리는 것을 느낄 수 있다.

장시간 컴퓨터를 사용해 눈이 피로할 때 눈머리를 엄지와 인지로 눌러 주면 눈의 긴장감이 풀리는 효과도 있다.

잡·아·당·기·기

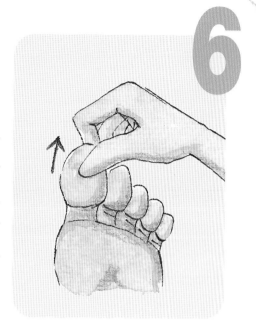

아침에 일어났을 때 기지개를 활짝 펴면 등줄기에서 허리까지 쭉 펴지는 느낌을 받는다. 어떤 부위를 늘리거나 잡아당기는 것은 그 부위를 쭉 펴 주는 것을 의미한다. 몸이나 발 등을 쭉 잡아당기는 마사지는 관절이나 힘줄을 강하게 만들어 주는 효과가 있다. 쉽게 흥분하거나 불안, 초조할 때도 발가락을 잡아당겨 주는 마사지를 하면 흥분이 가라앉고 혈액순환이 순조로워진다.

돌·리·기

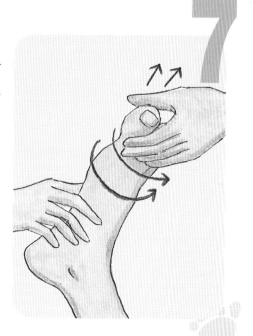

발가락을 하나하나 돌려 주거나 발 전체를 잡아서 돌려 주는 방법이다. 뻣뻣해진 목이나 어깨를 돌려 주면 부드러워지는 느낌이 드는데, 발가락 역시 손으로 돌려 주면 내장의 피로가 빨리 풀리고 기분이 한결 좋아진다. 발가락을 돌려 주면 관절과 힘줄, 인대가 강해지는 효과도 있다.

발가락은 인체의 무게중심을 많이 받아 몸의 균형을 잡는 오밀조밀한 역할을 하기 때문에 일상적으로 피로가 많이 쌓이는 부분이다.

발마사지 시작 전, 몸을 풀어주는
정맥마사지

발의 피로를 푸는 것은 보약을 먹는 것과 같다

발을 부드럽게 만져 주고 쓸어 주는 동작은 온몸의 긴장을 풀어 줄 수 있으며 하루 종일 힘들게 경직되었던 몸의 근육을 부드럽게 풀어 준다. 따뜻한 물에 발을 담가 깨끗하게 씻은 다음 발을 부드럽게 만져 주는 발 이완법은 몸을 편안하게 만들어 주어 매일매일을 건강하게 보낼 수 있도록 도와주는 참 손쉬운 방법이다.

발의 여러 반사구를 골고루 자극해 주는 발 이완법은 발에 모인 혈액을 심장 방향으로 되돌려주기 때문에 혈액순환에도 효과가 좋다. 부부끼리, 엄마가 아이에게, 자녀가 부모님께 발 이완법을 해 주면 가족의 건강뿐만 아니라 정도 나눌 수 있어 더욱 좋다. 특히 이완법은 말 그대로 몸의 긴장을 풀어 주는 역할을 하기 때문에 잠들기 전에 하게 되면 보약 1첩의 효과를 얻을 수 있다.

정맥마사지 스타트*!*

1. 양손으로 발뒤꿈치까지 쓸어내린다

양손으로 발의 내측과 외측을 밀착시키며 발 뒤꿈치까지 쓸어내린다. 조이듯 힘을 주어 내려간 후 올라올 땐 손과 팔에 힘을 뺀다.

2. 복사뼈 둘레를 원을 그리며 마사지한다

안쪽 복사뼈와 바깥쪽 복사뼈 둘레를 손가락 지문 부위를 이용해 강약으로 원을 그린다. 한쪽 발을 앞으로 해서 무게의 중심이 앞쪽 발에 있게 한다.

3. 발뒤꿈치부터 용천까지 차례로 누른다

엄지손가락으로 뒤꿈치에서부터 용천을 3단계로 나누어 지그시 누른다(준비동작 → 발바닥 쓸어올리기 → 용천을 지그시 4초 누른다).

4. 엄지손가락으로 발가락 사이를 누른다

양 엄지손가락의 외측 부분으로 발가락 사이사이를 눌러준다.

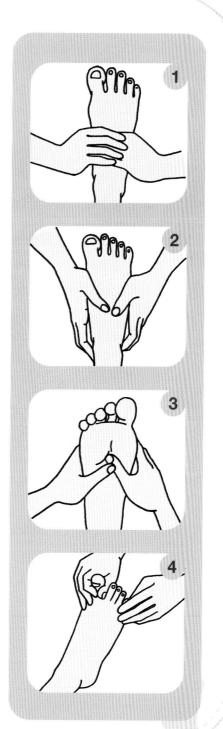

초보자도 쉽게 하는 베이직 발마사지

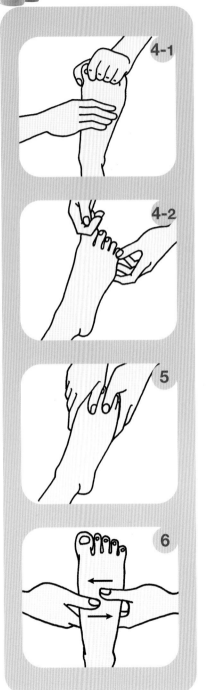

4-1. 발가락 전체를 젖힌다

한 손으로 발을 잡고 다른 한 손으로 발가락 전체를 잡아 뒤로 젖힌다.

4-2. 발가락을 하나하나 잡아당긴다

엄지와 검지, 셋째 손가락을 이용해 발가락을 가볍게 뽑듯이 잡아당긴다.

5. 발등을 마사지한다

발등의 제2중족골 사이와 제3중족골 사이를 양손의 엄지 손가락 측면을 이용하여 미끄러지듯 9회 쓸어올린다.

6. 횡격막 반사부위를 마사지한다

횡격막 반사부위를 크로스 동작으로 9회 마사지한다. 발등으로 엄지손가락이 올라갈 때는 강하게, 내려올 때는 힘을 뺀다.

7. 발목 쪽으로 미끄러지듯 마사지한다

양손 엄지손가락 지문 부위로 동시에 9번 미끄러지듯 마사지한다. 화살표 방향으로 쓸어올릴 때는 강하게, 내려올 때는 힘을 뺀다.

8. 복사뼈 둘레를 원을 그리며 마사지한다

안쪽 복사뼈와 바깥쪽 복사뼈 둘레를 손가락 지문 부위를 이용하여 강약으로 원을 그린다. 한쪽 발을 앞으로 해서 무게의 중심이 앞쪽 발에 있게 한다.

9. 아킬레스건을 풀어 준다

한 손으로 발뒤꿈치를 잡고 나머지 엄지와 검지로 아킬레스건을 뒤꿈치 쪽에서 종아리 쪽으로 미끄러지듯 쓸어올린다.

10. 종아리 근육을 풀어 준다

종아리 안쪽의 근육을 엄지손가락을 이용해 위로 주물러 근육을 풀어준다.

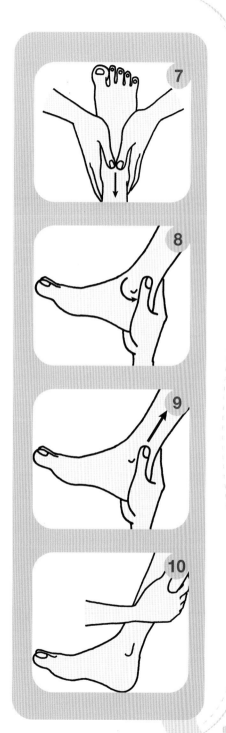

마사지의 시작과 끝에 꼭 필요한
기본 반사구 마사지

심장에서 펌프질하여 나온 혈액이 발끝에 이르면 이 혈액은 정맥을 통해 다시 심장을 향해 올라가는데, 이때 신장에서는 노폐물을 걸러내고, 영양분을 심장으로 올려보내는 기능을 한다. 만약 심장이 제 기능을 제대로 하지 못하면 온몸에 탈이 난다. 그래서 옛사람들은 신장을 정기(精氣)가 모여 있는 곳이라 해서 더없이 소중히 여겼다. 신장의 발 반사 부위는 바로 용천. 용천은 땅의 에너지를 받아들이는 곳인 동시에 인체의 기운을 순환하게 하는 중요한 곳이다.

발 반사요법을 시작하고 끝낼 때는 항상 기본 반사구를 자극해야 한다. 기본 반사구의 처음은 신장의 반사 부위인 용천이다. 기본 반사구는 신장 → 수뇨관 → 방광 → 요도의 순서로, 발 반사요법을 시작할 때 이에 상응하는 부위를 누른 후 아픈 부위를 주물러 준다. 필요한 마사지가 끝나면 기본 반사구를 다시 한 번 눌러 주어야 한다.

기본 반사구를 자극하는 목적은 노폐물의 이동을 돕기 위한 것이다. 몸 안의 노폐물을 이동시켜 배설시키면 면역력이 강화되어 자연치유력이 높아지게 된다. 기본 반사구를 자극할 때, 피부(표피)가 아니라 발바닥 속이 근질근

질해지는 경우가 있는데, 이것은 발 밑에 가라앉아 배설되지 못한 노폐물이 반사구의 자극으로 이동할 때 생기는 현상이다. 대체로 노폐물이 많이 축적된 사람에게 이러한 현상이 많이 나타난다. 이럴 땐 따뜻한 차를 한잔 마시거나 미지근한 물을 한 컵 마시면 노폐물 배설에 도움을 준다.

발 반사요법의 순서와 방법은 다음과 같다

발 반사요법에 사용할 크림은 손등에 적당량을 덜어 그때그때 묻혀 쓴다.

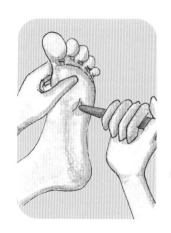

신장(용천)

발바닥에서 신장 반사 부위는 발바닥 윗부분과 중간 사이의 人(사람인)자 모양으로 움푹하게 들어간 부분이다. 이곳을 크림 묻힌 지압봉으로 4초씩 3kg 정도의 무게로 지그시 누른다. (3회 반복한다.)

 방법 1 4초간 쑥 들어가는 기분으로 누르되, 팔에 지나치게 힘을 주면 근육에 무리가 갈 수 있으므로 힘을 빼고 어깨로 밀듯이 가볍게 한다. 이렇게 눌렀을 때 순환이 잘되는 사람은 시원하고 그렇지 않은 사람은 아프다.
2 자극이 끝나면 자극한 곳을 손으로 어루만져 부드럽게 마사지한다.

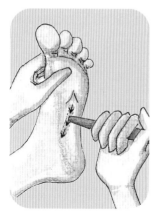

수뇨관

수뇨관은 신장과 방광을 연결하는 관으로 '뇨'는 '오줌 뇨' 자를 써서 뜻은 '소변이 흐르는 길'을 뜻한다.

 방법 1 지압봉을 손으로 감싸쥐듯이 잡고 크림을 묻혀 수뇨관 반사 부위를 찾아 대각선 방향(안쪽)으로 누르면서 미끄러지듯 내려 준다. 9회 반복하며, 봉을 쥐지 않은 손으로 발 윗부분을 잡아 지탱해 준다.
2 자극이 끝나면 자극한 곳을 손으로 어루만져 부드럽게 마사지한다.

초보자도 쉽게 하는 베이직 발마사지

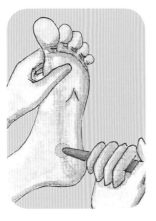

방광

방광은 요관에서 운반되어 온 소변을 배출할 때까지 일시적으로 저장하는 근육성주머니이다. 방광 부위는 수직으로 내려가야 하므로 지압봉에 크림을 바르지 않고 한다. 크림을 바르면 그냥 미끄러진다.

 방법
1 봉을 수직으로 잡고 안쪽 복사뼈에서 수직으로 내려와 약간 통통한 부분 조금 밑을 4초간 눌렀다가 4초간 풀어 주기를 3회 반복한다.
2 자극이 끝나면 손으로 마사지하여 마무리한다.

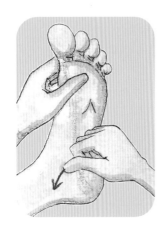

요도

요도는 물론 자궁이나 전립선에 이상이 있는 사람도 이곳을 자극하면 매우 아프다. 여기는 관절과 뼈의 접속 부분이기 때문에 지압봉으로 자극하면 안 된다. 엄지손가락 지문 부위를 이용해 미끄러져 내려가듯 마사지한다.

 방법
봉 대신 엄지손가락에 크림을 묻힌 다음, 방광 부위에서 아킬레스건 쪽으로 9회 미끄러져 나가듯 한다.

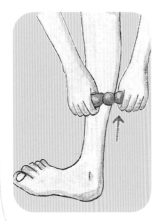

고인 혈액 끌어올리기

발바닥을 자극하면 혈액이 발목까지 원활하게 이동한다. 이어서 지압봉을 이용해 발목에서 무릎까지 위로 쓸어올려 주면 혈액순환을 도와 다리의 뭉친 근육이 풀리며 경미한 통증도 감소시켜 준다.

 방법
안쪽 발목에서 무릎까지 밑에서 위로 3회 쓸어올린 다음 바깥쪽 발목부터 무릎까지도 마찬가지로 쓸어 주고, 발목 뒤로 봉을 잡고 무릎까지 3회 쓸어 올린다. 올라갈 때는 힘 있게 쓸어올려 주어야 영양소는 심장으로, 노폐물은 신장으로 잘 이동된다.

지압봉 이렇게 사용하세요

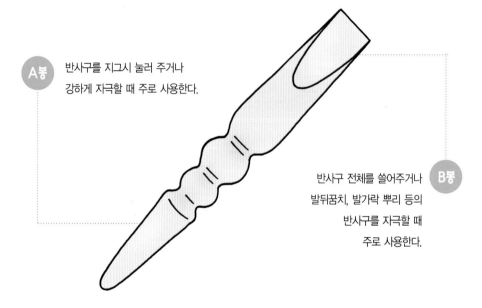

A봉 반사구를 지그시 눌러 주거나 강하게 자극할 때 주로 사용한다.

B봉 반사구 전체를 쓸어주거나 발뒤꿈치, 발가락 뿌리 등의 반사구를 자극할 때 주로 사용한다.

● 지압봉을 사용하기 전 알아두세요

1 아이들의 발을 마사지할 때는 지압봉을 사용하지 않고 엄마, 아빠의 손을 이용하는 것이 가장 좋다.
  아이들은 아직 발의 피부가 연약하기 때문에 손가락의 힘만으로 얼마든지 자극이 가능하다.

2 발마사지의 방법 중 쓸어내리기 기법을 사용할 때는 지압봉에 크림을 묻혀 사용하면 훨씬 부드럽게
  마사지할 수 있다.

[지압봉 잡는법]

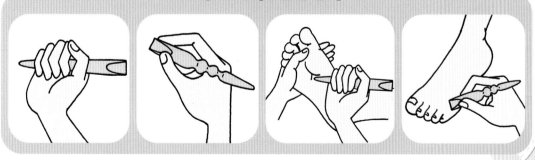

초보자도 쉽게 하는 베이직 발마사지

부위별 발 반사요법

발에는 건강해지는 비밀 지도가 숨겨져 있다. 머리가 아프면 엄지 발가락에 통증이 나타나고 소화가 안 되면 족궁이 부풀어 오르고, 생리통이 있으면 뒤꿈치가 아프고…. 또한 심장에서 발끝까지 내려간 혈액이 다시 심장을 향해 올라와야 하는데, 발끝에서 심장으로 혈액이 펌프질해서 제대로 올라오지 못하면 정상적인 혈액순환에 문제가 생겨 여러 가지 증세나 질환이 생기게 된다.

발바닥을 눌러서 아프면 건강 이상 신호

병이 있으면 그 병을 치료할 수 있는 방법도 있다고 한다. 발은 원래 몸무게를 감당하면서 걷는 역할을 해야 하므로, 조금 걸었다고 해서 발이 아프거나 눌러서 아픈 것은 정상이 아니다. 발에 나타나는 통증은 곧 그에 상응하는 내장기관에 문제가 있음을 알려 주는 것이다.

중력의 영향으로 노폐물은 인체의 말단인 발바닥에 쌓이게 된다. 인체의 말단 즉, 발바닥에는 수분 형태, 가스 형태, 지방 형태, 요산 침전물 등 네 가지 형태의 노폐물이 가라앉아 있다.

이런 노폐물이 오래 쌓이게 되면 혈액순환을 방해해서 각종 만성 순환기 질병을 일으키게 되는 간접요인이 될 수 있다.

발바닥 자극으로 혈액순환을 촉진하고 노폐물을 제거한다

발 반사요법은 발바닥에 일정한 자극을 주어 그 자극으로 몸의 특정한 부위의 활동을 원활하게 해 주는 자연 요법이다. 또한 발을 자극하여 혈액순환을 촉진하고 노폐물 배설작용을 증진시키는 부작용 없는 안전한 면역요법이기도 하다.

발 반사요법을 실시할 때는 반사 부위가 양쪽 발에 똑같이 있는 경우 반드시 양 발을 다 자극해 주어야 한다.

먼저 기본 반사구를 자극한 후에 질병이 있는 반사 부위를 집중적으로 자극한다. 양쪽 발을 5분씩 마사지한 뒤에 질병이 있는 반사 부위를 집중적으로 3~5분간 누르는데, 통증이 심하면 가볍게 자극하고 통증이 가라앉으면 다시 세게 자극한다. 이때 지압봉을 누를 때는 호흡을 멈췄다가 지압봉을 발에서 뗄 때 천천히 숨을 내쉰다.

발 반사요법의 효과

첫째 체액 이동을 돕는 작용을 한다.
둘째 내장의 체벽을 움직이게 하는 반사 작용을 한다.
셋째 혈액과 임파의 이동을 촉진함으로써 신선한 혈액을 온몸으로 순환시킨다.
넷째 신장의 독소를 잘 걸러 배출할 수 있도록 도와준다. 따라서 발 반사요법을 꾸준히 하면 건강을 증진시키고 젊음을 유지하며 각종 질병을 예방하고, 치료하는 데 도움이 된다.
다섯째 불쾌감과 부작용이 없고, 약물이 필요 없다.
여섯째 남녀노소 누구나 할 수 있고, 저항력을 증진시킴과 동시에 질병을 예방한다.

발 반사부위 ❶
뇌

뇌는 인체의 중추로서 인체의 각 기관은 모두 뇌의 명령을 받으며 그 반응을 다시 뇌에 전달한다. 뇌는 대뇌, 중뇌, 소뇌 및 연수의 네 부분으로 구성되어 있다.

대뇌는 좌우 두 부분으로 나뉘어 있으며, 뇌 중에서 가장 큰 부분으로 이곳에서 몸 전체의 정보가 수집되고 지식과 감정, 도덕적인 판단, 언어활동, 문자의 식별, 시각 운동 영역, 감각 영역 및 모든 기관의 연합된 활동을 명령한다. 성인의 경우 대뇌의 무게는 체중의 1/50 정도에 불과하지만 사용하는 혈액량과 산소량은 전체의 15~20%에 이른다.

중뇌는 대뇌반구의 밑 부분에 있는데, 안구 운동의 중추가 되며 몸 전체 운동이나 근육의 긴장에 관련된 중요한 역할을 담당하고 있다. 소뇌는 좌우 두 부분으로 나뉘어져 있으며, 운동과 몸의 평형을 유지하는 중추가 된다. 연수는 척수와 뇌의 연결 부위에 있는 조직으로 심장 운동이나 폐 호흡 활동의 중추가 된다.

뇌의 반사 부위는 양발 엄지발가락 안쪽에 있다. 머리 부위는

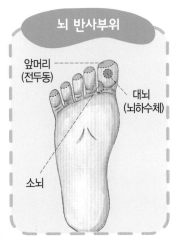

뇌 반사부위

앞머리
(전두동)

대뇌
(뇌하수체)

소뇌

교차성이 있어서 오른쪽 부분의 반사 부위는 왼발의 엄지발가락에, 반대로 왼쪽 부분의 반사 부위는 오른발 엄지발가락에 있다.

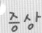

증상

★ 몸 전체의 기관에 영향을 주는 이상 증상
★ 뇌진탕, 뇌혈전증, 뇌성마비
★ 두통, 편두통
★ 소화불량
★ 눈의 피로

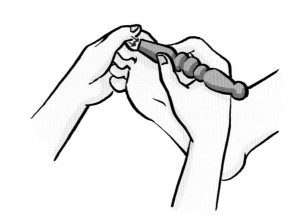

1. 기본 반사구 자극

신장 → 수뇨관 → 방광 → 요도 순으로 기본 반사구를 자극한 다음 발목부터 무릎까지 안쪽, 바깥쪽, 뒤쪽으로 발에 고여 있던 혈액을 끌어올려 준다.

2. 뇌 반사 부위 자극

❶ 용천을 4초씩 3회 자극한 뒤 손으로 풀어 마사지한다.

❷ 엄지손가락으로 엄지발가락 윗부분보다 아랫부분을 3~4회 반복해서 누르거나 쓸어 준다. 그런 다음 지압봉으로 위에서 아래로 아프지 않을 정도의 압력으로 살살 긁어내린다.

❸ 다시 엄지손가락으로 엄지발가락 밑 부분을 4초씩 3~4회 정도 누른다.

❹ 손가락 전체를 이용하여 엄지발가락을 감싸며 위로 쓸어 당긴다.

3. 기본 반사구 자극

신장 → 수뇨관 → 방광 → 요도 순으로 기본 반사구를 자극한 다음 발목부터 무릎까지 안쪽, 바깥쪽, 뒤쪽으로 발에 고여 있던 혈액을 끌어올려 준다.

4. 호흡법

한 동작씩 자극할 때는 호흡을 멈춘 후 4초 동안 3kg 정도의 압력으로 눌렀다가 천천히 떼면서 '후' 하고 호흡을 한다.

초보자도 쉽게 하는 베이직 발마사지

발 반사부위 ❷
귀

귀도 온몸의 축소판이라고 할 정도로 반사 부위가 다양하게 분포되어 있다. 중국에는 인체의 질병을 이침(耳鍼), 즉 귀에 침에 놓아 치료하는 의술이 있다. 그러나 발에 비해 작고 매우 세심한 손길이 필요하므로 누구나 할 수 있는 것은 아니며, 반드시 전문가가 시술해야 한다.

귀는 외이(外耳), 중이(中耳), 내이(內耳)의 세 부분으로 구분된다. 바깥 귀, 즉 외이는 귓바퀴와 귓속으로 나누어지며 귓바퀴는 음파를 모아서 귓속으로 들여보내고, 귓속으로 들어온 음파는 귓속의 오목한 곳 가운데 귀와의 경계에 있는 고막에 진동을 전달한다. 귓속의 안쪽에는 분비액이 나오는 샘이 있는데, 이 분비액은 귓속을 보호하는 작용을 한다.

가운데 귀는 고막의 안쪽 옆부분으로 이소골(耳小骨), 추골(鎚骨), 침골 등이 있으며 고막의 진동을 안쪽 귀에 전달한다. 가운데 귀는 이관(耳管)이 인두를 지나가며, 공기의 압력을 바깥쪽과 같게 하여 고막이 기압의 변화에 영향을 받지 않도록 해 준다.

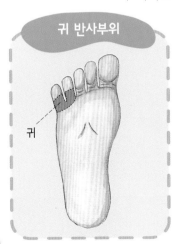

귀 반사부위

귀

안쪽 귀는 뼈에서 나온 뼈의 미로(迷路)와 가운데 막에서 나온 막미로(膜迷路)가 있고 그 사이 막미로의 안쪽 옆에 임파액이 있다. 막미로에는 전정(前庭)의 평형 기관과 청각 기관이 있는데, 이곳에 음파가 최종적으로 전달된다. 이 음파가 청각 신경에 의해 대뇌에 전달되는 것이다.

귀의 반사 부위는 뇌와 마찬가지로 교차성이 있어서 오른쪽 귀는 왼발에, 왼쪽 귀는 오른발에 분포되어 있다. 양쪽 넷째와 다섯째 발가락의 뿌리 부분이 귀의 반사 부위이다.

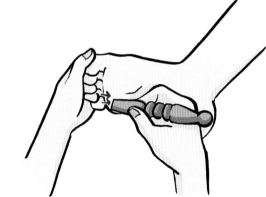

증상

★ 청각장애
★ 중이염
★ 이명, 멀미
★ 어지럼증

1. 기본 반사구 자극

신장 → 수뇨관 → 방광 → 요도 순으로 기본 반사구를 자극한 다음 발목부터 무릎까지 안쪽, 바깥쪽, 뒤쪽으로 발에 고여 있던 혈액을 끌어올려 준다.

2. 귀 반사 부위 자극

넷째 발가락과 새끼발가락 밑 부분의 귀 반사 부위를 지압봉의 납작한 부분을 이용해 살살 미끄러지듯 자극한다. 이곳은 매우 아프기도 하고 자금자금 작은 모래알 같은 것이 긁히는 소리가 들리기도 한다. 한 발가락에 9회씩 3회 반복한다.

3. 기본 반사구 자극

신장 → 수뇨관 → 방광 → 요도 순으로 기본 반사구를 자극한 다음 발목부터 무릎까지 안쪽, 바깥쪽, 뒤쪽으로 발에 고여 있던 혈액을 끌어올려 준다.

4. 따뜻한 차나 물을 한 잔 마신다. 커피나 탄산음료 등을 마시지 않는다. 이곳은 요산 침전물이 많이 고이기도 하는 곳이다.

발 반사부위 ❸
척추

척추는 머리와 늑골을 지탱해주고 '추골'의 혈(穴)과 통하며, 척추의 척수를 보호하고 체중의 대부분을 지탱해 준다. 척추는 몸 전체의 골격을 받쳐 주는 기둥 같은 역할을 한다. 척추는 목을 지탱해주는 '경추'와 '흉추', 허리를 받쳐 주는 '요추', '선골'과 '미골'로 구성되어 있다.

척추는 'S'자 형으로 둥글게 휘어져 있어 탄력성이 있고, 외부로부터의 강한 충격을 완화해서 몸을 보호하는 역할을 한다. 경추는 척추의 가장 윗부분에 있으며 머리를 움직이는 동작, 흔드는 동작, 옆으로 돌리는 동작을 취할 수 있게 한다. 경추의 반사 부위는 양발 엄지발가락 바깥쪽이다. 흉추는 12개가 이어져 있는데, 좌우로 늑골을 지탱해 준다.

반사 부위는 양발의 안쪽 부위인 '중족골'이다. 요추는 체중의

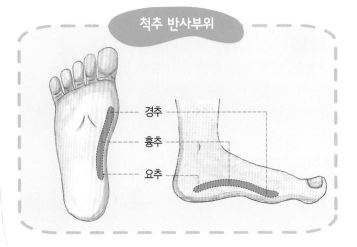

척추 반사부위

경추
흉추
요추

대부분을 지탱해 주며, 운동 시 몸에 가해지는 하중을 부담한다. 전진과 후퇴, 옆으로의 움직임, 앞뒤로 구부리고 펴는 것 등의 힘이 전부 허리에 미친다. 반사 부위는 양 발의 휘어진 안쪽 부분이다. 선골은 다리의 운동을 지탱하며, 골반도 선골에 의해 강화된다. 미골은 포유동물의 몸의 평형을 유지시키는 역할을 하나, 인간에게는 꼬리가 없으므로 퇴화되었다.

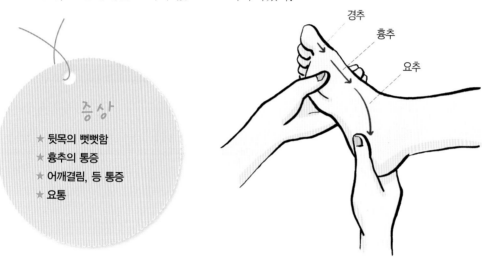

증상

★ 뒷목의 뻣뻣함
★ 흉추의 통증
★ 어깨결림, 등 통증
★ 요통

1. 기본 반사구 자극
신장 → 수뇨관 → 방광 → 요도 순으로 기본 반사구를 자극한 다음 발목부터 무릎까지 안쪽, 바깥쪽, 뒤쪽으로 발에 고여 있던 혈액을 끌어올려 준다.

2. 척추 반사 부위 자극
지압봉의 납작한 부분을 이용해 3회씩 자극하여 안쪽 뒤꿈치까지 내려간다. 이곳은 지압봉에 압력을 주지 않고 살살 부드럽게 자극한다. 반드시 엄지손가락으로 마무리해 준다.

3. 기본 반사구 자극
신장 → 수뇨관 → 방광 → 요도 순으로 기본 반사구를 자극한 다음 발목부터 무릎까지 안쪽, 바깥쪽, 뒤쪽으로 발에 고여 있던 혈액을 끌어올려 준다.

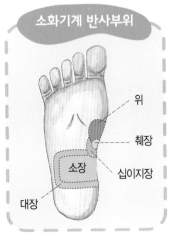

발 반사부위 ④
소화기계

사람이 사람에게 짓는 가장 나쁜 죄는 미워하는 것이 아니라 무관심한 것이라 한다. 다른 사람에 대한 무관심뿐만 아니라 자신의 몸에 대해 무관심한 것도 큰 문제가 될 수 있다.

갓 태어난 아기들은 얼마 동안 기어 다니는 원시 보행의 시기를 겪는다. 이때 척추는 일자 형태를 유지하고, 그 척추 밑으로 식도, 위장, 소장, 대장 등이 위치하여 척추 밑에 소화기관이 출렁거리는 상태로 매달려 있다. 이런 상태에서는 소화 불량, 배탈 등의 질환이 약을 먹지 않아도 대체로 잘 낫는다. 그러나 직립보행을 하면서부터는 문제가 달라진다. 척추 밑에 매달려 있던 장의 위치가 식도부터 위장, 소장, 대장 등의 순으로 위에서 밑으로 켜켜이 눌리는 형태가 되면서 소화 기능이 떨어지고 위통, 위궤양, 위암 등 각종 소화기 질환에 걸릴 위험도 커지는 것이다. 소화기관의 전체 길이는 약 7~8cm 정도이고 구강에서 시작하여 식도, 위장, 십이지장, 소장, 대장, 직장을 거쳐 양분은 흡수하고 찌꺼기는 배설하게 된다.

소화기계 반사부위

위
췌장
소장
십이지장
대장

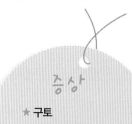

증상

★ 구토
★ 복부 팽만감, 위궤양
★ 소화불량, 위통
★ 만성위염, 위하수증

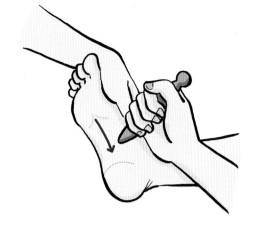

1. 기본 반사구 자극

신장 → 수뇨관 → 방광 → 요도 순으로 기본 반사구를 자극한 다음 발목부터 무릎까지 안쪽, 바깥쪽, 뒤쪽으로 발에 고여 있던 혈액을 끌어올려 준다.

2. 소화기 계통 반사 부위 자극

❶ 용천을 4초씩 3회 자극하고, 손으로 풀어 마사지한다.

❷ 위장의 반사 부위는 양 발의 활처럼 휘어진 부분의 앞쪽에 위치한다. 십이지장은 위장 반사 부위 바로 아랫부분이며, 췌장은 위장과 십이지장의 반사 부위가 만나는 지점에 있다. 이 세 부위를 위장부터 십이지장, 췌장의 순서로 4초간 3회, 봉의 둥근 부분으로 누른 뒤 손으로 마사지하여 풀어 준다.

❸ 지압봉으로 위장에서 십이지장까지 위에서 아래로 9회 이상 미끄러지듯 자극한다. 만약 발바닥에 응어리가 느껴지면 아플 수 있다. 이런 응어리는 그에 상응하는 부위의 기능이 나빠졌음을 의미한다.

❹ 용천에서 소장 반사 부위까지 3회 이상 쭉 내려간다. 소장에 가스가 많이 차 있다면 이때 트림이 날수 있다. 응어리가 있으면 가스가 많다는 증거이므로 5회 이상 자극해 준다. 지압봉으로 다시 용천에서 소장까지 위에서 밑으로 가볍게 훑어 주고 손으로 마사지하여 풀어 준다.

3. 기본 반사구 자극

신장 → 수뇨관 → 방광 → 요도 순으로 기본 반사구를 자극한 다음 발목부터 무릎까지 안쪽, 바깥쪽, 뒤쪽으로 발에 고여 있던 혈액을 끌어올려 준다.

♠ 동양의학에서는 응어리를 '나쁜 기(氣)가 뭉쳐 있다'고 하고 서양의학에서는 '단백질 대사 물질인 요산이 침전되어 있다'고 한다. 응어리가 생기면 혈관이 수축되어 산소가 부족하게 된다. 이때 불완전연소 현상이 나타나 산성 물질이 발생하고 결국 혈관 수축을 가속화한다. 이런 악순환의 반복은 여러 성인병이 생기게 한다. 이런 측면에서 발바닥을 자극하거나 문지르는 것은 성인병 예방에도 효과적인 방법이다.

발 반사부위 ❺
간장과 담낭

간은 인체에서 가장 큰 장기로 무게가 1.5kg 정도 되며, 적갈색 장기로 윗배 우측에 위치한다. 4엽으로 구분되는 장의 우엽에는 담낭이 붙어 있어, 위장에서 소화되어 십이지장으로 내려온 음식물 중 지방질과 육류 소화에 필요한 담즙(쓸개즙)을 10~30배 농축하였다가 분비한다.

간은 화학 복합 물질의 생산 공장에 해당하는 곳으로 당원질, 철분, 무기질, 비타민 등 여러 가지 영양소를 저장하며 담즙, 색소, 염소 등을 배설 처리하고, 노폐물을 제거하는 역할을 한다. 또한 헤파민 역할 물질, 해독물질 등을 생산하여 여과와 해독 작용을 하는 인체의 중요한 기관 중의 하나이다. 간장과 담낭의 반사 부위는 오른발에만 있다. 간장의 반사 부위는 오른발 넷째 발가락에서 내려와 관절과 만나는 부분이고, 담낭의 반사 부위는 간장의 반사 부위 가운데에 있다. 담낭에 결석이 있으면 담낭 반사 부위에 모래알 같은 침전물이 손끝을 통해 느껴진다.

간장과 담낭의 반사 부위를 자극할 때는 기본 반사구 자극과

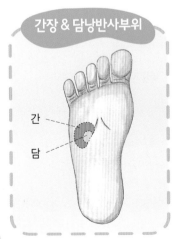

간장 & 담낭반사부위

간
담

함께 반드시 전두동을 자극해 주어야 한다. 전두동은 전체 발가락 끝 부분으로 이 부분을 자극하면 쇼크로 인한 언어장애나 가슴이 답답할 때 효과가 있다.

간장과 담낭의 반사 부위는 매일매일 자극해도 별 문제가 없으며, 꾸준히 한 달 정도 계속하면 영양의 소화흡수부터 독소 제거에 이르기까지 신진대사가 잘 이루어진다.

증상

★ 황달, 영양 장애
★ 간장 부위의 통증
★ 만성 피로 및 정서 불안
★ 불면증, 담석증
★ 간경변

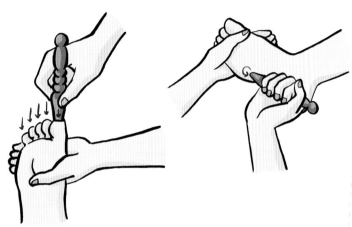

1. 기본 반사구 자극
신장 → 수뇨관 → 방광 → 요도 순으로 기본 반사구를 자극한 다음 발목부터 무릎까지 안쪽, 바깥쪽, 뒤쪽으로 발에 고여 있던 혈액을 끌어올려 준다.

2. 전두동 자극
양 발의 발가락 끝을 봉의 납작한 부분에 크림을 묻혀 좌우로 움직이듯 각각 3회 이상 자극한다. 그런 다음 발가락 위에서 아래로 수회 쓸어주고 발가락 사이사이를 마사지한다.

3. 간장과 담장 반사 부위 자극
먼저 용천을 4초씩 3회 자극하고, 손으로 풀어 마사지한다. 간의 반사 부위를 봉의 둥근 부분으로 4초간 자극하고, 4초간 풀어 주기를 3회 반복한다. 그런 다음 간장과 담낭 반사 부위를 지압봉에 크림을 묻혀 위에서 아래로 9회 이상 쓸어 준다. 소장의 반사 부위를 같은 방법으로 자극한 뒤, 다시 간장과 담낭 부위를 마찬가지로 쓸어 준다.

초보자도 쉽게 하는 베이직 발마사지

발 반사부위 ❻
임파계

임파계는 인체의 면역력을 책임지는 곳으로 인체 안의 노폐물, 즉 파괴된 세포의 잔여물, 암세포, 탄소 알맹이 등을 여과시키고 세균을 맞아 받아들이거나 싸우는 역할을 한다. 그러나 많은 양의 미생물이 침입하면 임파선에 염증을 일으켜 면역 계통이 약화된다. 임파액은 약 2ℓ 정도이며 무색에 가깝다.

임파액은 소장에서 지방을 흡수해 몸 전체의 각 기관 및 조직으로부터 노폐물을 걸러내고 죽은 세균 등의 찌꺼기를 운반한다. 악성 종양의 암세포들에 의해 임파선 종양이 생기면 혈액 속으로 임파액이 흘러들기도 한다. 임파는 건강을 지키는 최후의 보루로서 임파 계통에 염증이 있거나 이상 증상이 생기면 즉시 치료해야 한다. 물론 예방이 중요하다.

상반신 임파선의 반사구는 양 발의 바깥쪽 복사뼈 앞쪽의 요철 형태로 된 부분이며, 하반신 임파선의 반사구는 양 발의 안

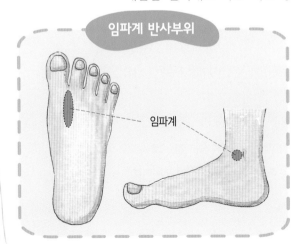

임파계 반사부위

임파계

쪽 복사뼈 앞쪽 조금 들어간 부분에 있다. 서혜부 임파는 종아리뼈(비골)의 시작점에 있으며, 생식 기관이나 배설 기관을 보호하는 역할을 겸한다.

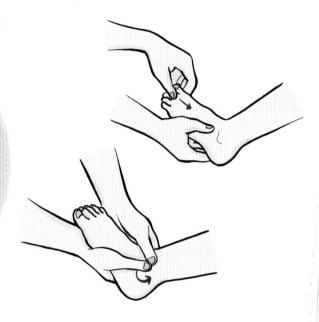

증상

★ 다리와 복사뼈 부분의 물집, 수종(水腫)
★ 항체감소증후군(열이 나는데도 표면에
   나타나지 않는 증상)
★ 종양, 궤양
★ 각종 항체 결핍으로 인한 쇠약, 면역력 저하
★ 생식기의 질병, 산후 자궁 회복
★ 감기 예방, 수술 후 회복기 환자
★ 상처가 아물지 않고 덧날 때

1. 기본 반사구 자극

신장 → 수뇨관 → 방광 → 요도 순으로 기본 반사구를 자극한 다음 발목부터 무릎까지 안쪽, 바깥쪽, 뒤쪽으로 발에 고여 있던 혈액을 끌어올려 준다.

2. 임파계 반사 부위 자극

❶ 용천을 4초씩 3회 자극하고, 손으로 풀어 마사지한다.

❷ 지압봉 끝에 크림을 묻혀 복사뼈 안쪽 발등에서 발목을 향하여, 종아리가 시작되는 지점으로 위를 향해 4~5회 누르듯이 긁어 올린다. 어느 경우나 그렇지만 특히 서혜부 임파 부위(발목 가운데 부분)를 자극할 때는 먼저 기본 반사구를 자극하고 난 뒤 해 주어야 효과적이다.

❸ 손으로 복사뼈 둘레를 원 그리듯이 3회 마사지한다.

❹ 면역력을 증가시켜 감기를 예방하려면 발가락과 몸체가 만나는 부분의 임파 반사 부위를 자극한다. 발등의 엄지발가락과 둘째 발가락 사이를 손으로 마사지한다. 어린이나 무좀 환자에게는 하지 않는다.

3. 기본 반사구 자극

신장 → 수뇨관 → 방광 → 요도 순으로 기본 반사구를 자극한 다음 발목부터 무릎까지 안쪽, 바깥쪽, 뒤

발 반사부위 ❼
생식선

남성의 생식선은 고환, 부고환, 정낭, 전립선, 음경으로 구성되어 있고 여성의 생식선은 난소, 난관, 자궁, 질, 외음부로 되어 있다. 생식선은 자손을 생산할 수 있는 중요한 기관으로 남성은 테스토스테론이라는 호르몬을 분비하여 근육을 발달시키고, 체모와 수염이 나도록 한다. 여성은 에스트로겐과 프로게스테론을 분비하여 여성다운 몸매를 만들고, 월경과 임신 등을 가능하게 한다.

여성의 난소는 골반의 좌우 양쪽에 하나씩 있으며, 형태는 계란 모양으로 크기는 3cm 정도이며, 평생을 통해 약 400개의 난자를 배란한다. 난관은 약 13cm 길이의 근육관으로 한쪽 끝은 난소에, 다른 쪽 끝은 자궁 위에 연결되어 있고 난자의 통로가 된다.

생식선에 문제가 있는 여성은 생리통, 생리불순은 물론 불감증, 불임증 등의 장애를 겪기 쉽다. 특히 정자와 난자는 활성산소의 공격을 쉽게 받

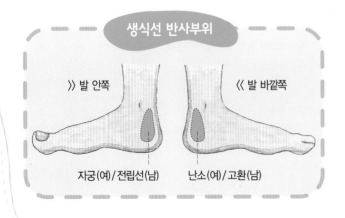

생식선 반사부위

》 발 안쪽 　　　　　 《 발 바깥쪽

자궁(여)/전립선(남)　　난소(여)/고환(남)

기 때문에 아이를 원한다면 과격한 운동은 피하는 게 좋다. 남성의 경우 전립선은 방광경부의 요도를 에워싸고 있으면서 이 선체에서 우윳빛 액체를 분비하여 이것이 수정란을 통해 나온 정자와 혼합되어 요도로 배출된다.

전립선이 비대해지거나 순환이 막히면 빈뇨, 혈뇨, 요도염 등으로 고통을 받게 된다. 또한 생식선에 문제가 생기면 정자가 약해져 생식능력이 약해지며 발기부전 등의 증상을 겪는다. 생식선의 반사 부위는 발 뒤쪽의 아킬레스건 밑 부분과 발뒤꿈치 부분으로 남녀가 같다.

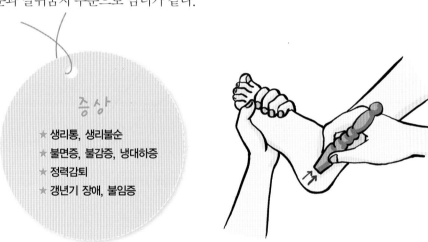

증상

★ 생리통, 생리불순
★ 불면증, 불감증, 냉대하증
★ 정력감퇴
★ 갱년기 장애, 불임증

1. 기본 반사구 자극

기본 반사구를 자극한 다음 발목부터 무릎까지 안쪽, 바깥쪽, 뒤쪽으로 발에 고여 있던 혈액을 끌어올린다.

2. 생식선 반사 부위 자극

❶ 용천을 4초씩 3회 자극하고 손으로 풀어 마사지한 다음 발뒤꿈치에 있는 난소와 고환의 반사 부위를 봉의 납작한 부분에 크림을 묻혀 위에서 아래로 9회 이상 미끄러지듯 자극한다.

❷ 발 안쪽 뒤꿈치 윗부분의 자궁과 전립선의 반사 부위를 봉의 납작한 부분에 크림을 묻혀 밑에서 위로 9회 이상 올려 준다. 이때 뼈를 자극하지 않도록 조심한다.

3. 기본 반사구 자극

기본 반사구를 자극한 다음 발목부터 무릎까지 안쪽, 바깥쪽, 뒤쪽으로 발에 고여 있던 혈액을 끌어올린다.

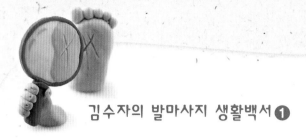

콩자루 밟으며
아침식사 하기

밥 먹을 시간도 없는데 밥을 먹으면서까지 무슨 운동이냐고 할지 모르나
조금 일찍 일어나 아침 운동을 하고 나면 시간적인 여유도 있을뿐더러
식욕도 왕성해진다. 아침식사를 거르면 하루가 엉망이 된다. 균형 잡힌
아침식사로 하루 일과를 시작할 에너지를 공급받아야 지치지 않는다.
남자들은 아침 식사를 할 때 묵묵히 숟가락질을 하며 신문을 들여다보는
경우가 많은데, 이것은 별로 좋지 않다. 가족들과 둘러앉아 식사할 때 오늘
할 일에 대해 대화를 나누면서 발 운동을 해 보자. 식구들이 다같이 발을
움직이며 대화하는 모습, 생각만 해도 재미있다.
우선 식탁 의자 밑에 콩자루를 두고 지근지근 밟으면서 식사를 한다.
양파망에 날콩을 넣어 식탁 밑에 놓아두고 앉아있는 동안 발바닥을
자극한다. 특히 발바닥 아치 부분을 자극하면 위장과 소장, 대장 등 소화기
계통을 자극하여 소화와 장 운동에 큰 효과가 있다. (소장에서 영양
흡수를, 대장에서는 음식물의 분절 효과를 촉진시킨다)

2

매일매일 활기차게
건강 발마사지

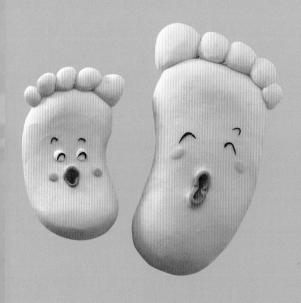

출근 전 1분 마사지

처음이 좋으면 끝도 좋다는 말이 있다. 하루의 시작도 마찬가지. 아침이 좋으면 그날 하루의 컨디션이 좋게 마련이다. 그러나 힘들게 일어나서 마지못해 일과를 시작하면 하루 종일 무언가에 쫓기다가 하루를 마감하기 십상이다. 따라서 아침을 힘차게 시작하려면, '보람찬 하루'를 위해 마음을 다지는 것과 함께 하루 종일 나를 받쳐 줄 발을 마사지하여 몸의 긴장을 풀어 주는 작업이 필요하다.

그렇다고 바쁜 아침시간에 마냥 느긋하게 발을 주무르고 있을 수는 없다. 하루를 상쾌하게 시작하기 위한 발마사지는 아침에 눈을 떴을 때, 아니면 양말을 신기 전 몇 분 정도만 투자하면 충분하다. 처음에는 귀찮을 수 있지만, 습관이 되면 오히려 마사지를 하지 않으면 몸이 찌뿌드하고 발마사지를 하면 전날 피곤하게 잠이 들었는데도 아침에 몸이 가뿐하게 느껴질 것이다. 발마사지의 장점은 효과가 바로 나타난다는 것이다. 때문에 발바닥에 상처가 없다면 자주 자극을 해 주어 혈액순환을 촉진시켜 주는 것이 좋다.

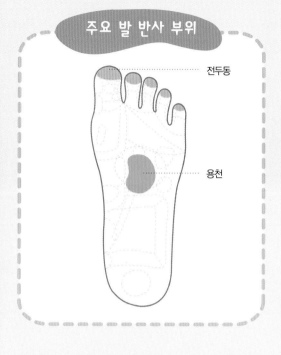

전두동

용천

4 신발을 신기 전엔 다시 한 번 발바닥 용천 부분을
5초 이상 꾹 눌러 준다. 이렇게 발을 자극하면
발의 부기가 빠지면서 신발 안에 발이 알맞게 쏙
들어가 출근길 발걸음이 여느 때보다 훨씬
가벼워진다.

1 아침에 눈을 뜨면 족궁(발바닥 중간 부분 움푹
파인 곳)을 주먹으로 쓸어내리는 방법으로
자극한다. 뇌와 내장의 활동이 활발해져서 하루를
상쾌하게 시작할 수 있고, 아침에 몸이 붓는
현상도 없어진다.
10회 정도 반복하면 잠이 모자라도 활기차게
하루를 시작할 수 있다.

2 A봉을 이용해서 신장의 상응부위인 용천을
가볍게 눌러 준다.

3 양말을 신기 전 다시 발가락 끝을 중심으로
하나하나 주물러 주는 것이 좋다. 그런 다음 하루
종일 답답한 양말 속에 갇혀 있을 발을 생각해서
B봉을 이용해서 발끝을 4초씩 3회 정도 꾹꾹
눌러 주면 상쾌하게 하루를 시작할 수 있다.

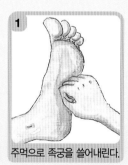

1 주먹으로 족궁을 쓸어내린다.

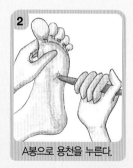

2 A봉으로 용천을 누른다.

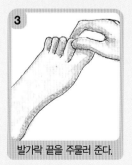

3 발가락 끝을 주물러 준다.

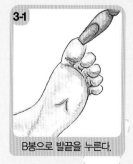

3-1 B봉으로 발끝을 누른다.

퇴근 후 피곤할 때

하루 종일 회사일로 종종거리며 생활하다 보면 저녁 무렵 온몸이 부서질듯 피로감이 밀려온다. 이렇다 보니 당장 눕고 보자는 생각에 몸에 쌓인 피로를 제대로 풀지도 못한 채 침대로 직행하기 마련. 하지만 이렇게 잠이 들면 다음 날은 더 피곤하다.

이런 생활이 반복되다 보면 결국 만병의 근원이 되는 만성피로증후군이 나타날 수 있다. 만성피로는 온몸이 무기력하고 원인을 알 수 없는 우울증까지 불러올 수 있다. 따라서 피로는 적체되기 전에 그때그때 풀어 주어야 한다. 흔히 피로를 푸는 방법으로 수면을 취하거나 피로회복제를 복용하지만 일상생활에서 가장 손쉽게 피로를 풀 수 있는 방법이 바로 발마사지이다.

발바닥에 분포된 혈관과 신경조직은 인체 각 부위와 연결되어 있는데, 발마사지는 이렇게 발 전체에 포진된 말초신경을 자극해 혈액순환을 돕고 근육의 긴장을 풀어 주는 작용을 한다. 이런 마사지의 효과는 발의 통증 해소에만 국한되는 것이 아니라 신경계를 통해 전신에 전달되기 때문에 결국 온몸에 쌓인 피로 해소에 더없이 좋다.

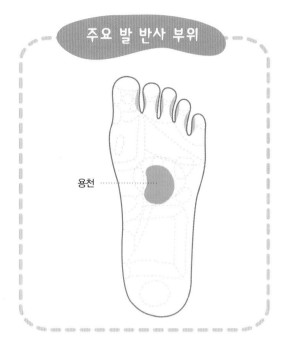

주요 발 반사 부위

용천

젖은 타월 사이에 올올이 박혀 있다가 다른 가족들에게 옮길 수 있으므로 각기 다른 수건을 사용해야 한다. 발 냄새가 나거나 무좀균이 있는 발은 반드시 부엌에서 사용하는 1회용 종이 타월을 이용해 발가락 사이의 물기를 제거한 후 버려야 한다.

3 발을 잘 씻은 다음에는 발 전용 항균 크림을 적당량 짜서(양치질할 때 치약 양만큼) 양손에 비벼 엄지손가락으로 발가락 사이사이를 마사지해 준다.

4 용천 부위를 엄지손가락으로 시계 방향으로 돌리며 마사지한 후 마지막에 3회 정도 10초씩 지그시 눌러 준다.

1 하루 종일 누적된 피로를 푸는 발마사지는 우선 땀에 전 발을 잘 씻는 것으로 시작한다. 무좀이 있거나 냄새가 나는 발은 여름에는 찬물, 추운 겨울에는 온기가 없는 미지근한 물로 비누를 사용해 발가락 사이사이를 정성껏 잘 씻는다. 발가락 사이에는 평소에 잘 사용하지 않는 소근육들이 모여 있어 피로가 발가락 사이에 많이 쌓이게 되므로 어느 정도 시간을 할애해서 손가락으로 골고루 잘 씻어 주는 것만으로도 절반의 피로를 풀 수 있다.

2 발가락 사이는 온도와 습도 등으로 세균이 번식하기 쉬우므로 발을 씻고 물기를 닦을 때는 젖은 타월로 발을 닦으면 안 된다.
발가락 사이에 살고 있는 곰팡이균이나 진균이

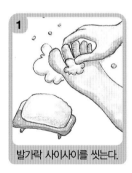

발가락 사이사이를 씻는다.

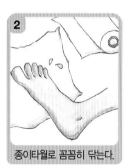

종이타월로 꼼꼼히 닦는다.

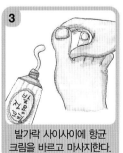

발가락 사이사이에 항균 크림을 바르고 마사지한다.

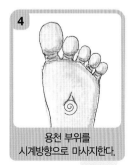

용천 부위를 시계방향으로 마사지한다.

과음한 다음 날에

'딱 한 잔만' 하며 시작해 과음을 한 다음 날 어김없이 찾아오는 숙취 때문에 고생을 한 경험이 누구나 한 번쯤은 있을 것이다. '겪어 보지 않은 사람은 모른다'고 할 정도로 숙취의 고통은 끔찍하다. 술이 깼는데도 정신이 몽롱하고 온몸이 무기력한 가운데 괜히 짜증이 나고 속이 메스껍다.

숙취는 바로 알코올을 분해하는 데 중요한 역할을 하는 간장이 더 이상은 감당을 못하겠다며 보내는 위험 신호로, 절제하지 않고 마셔 댄 데 대한 간장의 보복이다. 좀 더 과학적인 표현을 빌자면 간장에서 미처 소화하지 못한 술찌꺼기인 아세트 알데하이드로 인한 부작용이다. 결국 간 기능이 제 역할을 하지 못해 생기는 현상이라고 할 수 있다. 따라서 술을 즐기는 사람이라면 평소 발마사지를 통해서 간장의 기능을 활성화시켜서 숙취를 예방하고 해소하는 것이 좋다. 특히 알코올은 남성보다는 여성에게 더 위험한 것으로 밝혀지고 있다. 과음하는 여성은 간질환이나 우울증 등 정신적, 신체적 문제가 발생할 가능성이 남성에 비해 훨씬 높다는 연구결과가 있다.

간
신장
담
수뇨관
방광

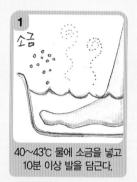

소금

40~43℃ 물에 소금을 넣고
10분 이상 발을 담근다.

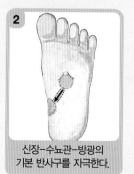

신장-수뇨관-방광의
기본 반사구를 자극한다.

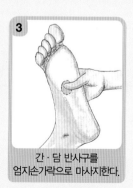

간·담 반사구를
엄지손가락으로 마사지한다.

1 숙취 해소에는 발마사지뿐 아니라 발을 뜨거운
물에 담그는 각탕도 참 좋다. 흔히 족탕이라고도
하는데 40~43℃ 정도의 물에 발목 아랫부분을
10분 이상 담그는 것이다.
10분 정도 지나면 전신이 더워져서 발의 피로는
물론 전신의 피로도 깨끗이 사라진다. 이때
각탕하는 물에 소금을 조금 넣어 주면 더욱
효과적이다.
또 땀을 흘리고 난 뒤 1시간 내에 염분과 깨끗한
수분, 비타민 C를 충분히 섭취하는 것이 좋다.
각탕은 감기를 비롯하여 각종 감염 질환의 초기
증상에 효과가 있으며, 고혈압, 불면증,
신경불안증상, 피로회복에도 좋은 효과가 있다.

2 신장-수뇨관-방광-요도 순으로 기본 반사구를
자극한다.

3 술과 가장 관계가 깊은 신체기관은 간장이다.
때문에 간과 담의 반사구를 엄지손가락의 지문
부위로 쓸어 준다.
이 마사지는 간장의 기능을 증진시켜 숙취 해소와
알코올 해독을 도와준다.

스트레스가 심할 때

현대인은 스트레스의 홍수 속에 살고 있다. 아무리 해도 줄어들지 않는 집안 일, 가까운 사람의 죽음, 임신, 이혼, 술, 담배, 이웃의 소음 등등. 얼마 전까지 만 해도 이런 스트레스는 단순히 기분이 나쁜 정신적인 중압감 정도로 이해 되었다. 그러나 이제 현대의학에서 스트레스는 많은 질병을 일으키는 발병 요인으로 지목되고 있다. 그렇다면 스트레스를 느낄 때 우리 몸에서는 어떤 증상들이 나타날까? 우선 지속적으로 스트레스를 받으면 우리 몸은 불면, 불 안, 긴장성 두통, 신경성 고혈압, 신경성 대장 장애 등을 일으키는 것으로 알 려져 있다.

그리고 이것이 만성화되면 고집불통이나 공격적 성격, 성격장애 등을 초래하 며 각종 질병으로 악화돼 뇌, 심장, 혈관, 위장 등 몸의 모든 기능이 고장난다. 따라서 협심증, 심근경색, 부정맥, 위하수, 위궤양, 십이지장궤양, 위염, 장염 등의 원인이 되고 심하면 돌연사를 초래할 수도 있다고 한다. 그런가 하면 학 계에서는 성인병의 70%가 스트레스로 인한 것이라는 보고까지 있으니 결코 가볍게 넘길 것이 아니다.

스트레스를 줄이기 위해서는 평소 긍정적이고 객관적인 사고방식을 갖는 훈련을 하는 것이 좋으며 스트레스를 해소하거나, 최소화하는 데는 운동요법도 중요하다. 평소 걷기, 가볍게 달리기, 등산 같은 유산소 운동과 가벼운 명상을 통해 신체의 각성 수준을 낮추고 가장 좋은 컨디션을 유지하도록 한다. 또한 제 2의 심장이라 불리는 발을 적절하게 자극해 주면 신체 내부까지 따뜻하게 하여 혈액순환을 좋아지게 하므로 발마사지 요법도 효과적이다.

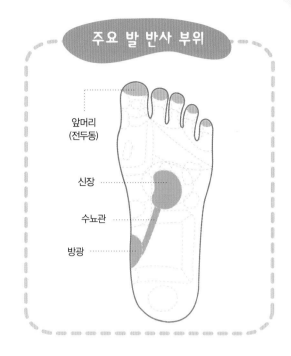

주요 발 반사 부위

앞머리 (전두동)
신장
수뇨관
방광

1. 신장－수뇨관－방광－요도 순으로 기본 반사구를 자극한다. 용천(신장)을 4초간 지그시 눌렀다가 4초간 쉬기를 3회 반복한다.

2. 엄지발가락 끝은 음과 양이 만나는 곳으로 에너지가 발생하는 부위로 알려져 있다. 우리가 체하면 손끝을 바늘로 따서 울체된 혈액을 소통시키는 것과 같은 이치로 머리가 복잡하고 자주 머리가 아플 때는 엄지발가락 끝 부분의 전두동 반사구를 B봉으로 2~3초씩 꼭꼭 눌러 준다.

3. 지압봉의 양 끝을 잡고 발목에서 무릎 밑 종아리까지 쓸어올린다. 이때 종아리의 안쪽, 바깥쪽, 뒤쪽을 골고루 마사지해 준다.

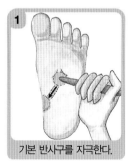

기본 반사구를 자극한다.

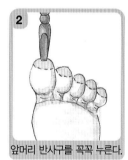

앞머리 반사구를 꼭꼭 누른다.

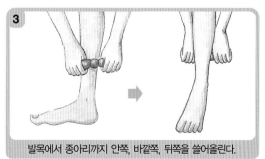

발목에서 종아리까지 안쪽, 바깥쪽, 뒤쪽을 쓸어올린다.

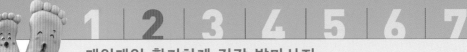

잠이 오지 않을 때

불면증에는 단순히 잠들기가 힘든 증상뿐 아니라 수면 도중 빈번하게 깨는 증상, 너무 이른 시간에 원치 않게 잠이 깨는 증상 등이 모두 포함된다. 불면증에 시달리지 않기 위해서는 수면환경이나 수면습관 등을 개선할 필요가 있다. 침실을 너무 덥게 하거나 춥게 하는 일, 소음이 많거나 너무 밝은 것 등을 피해야 한다.

또 취침 전 술 또는 담배의 섭취 또는 커피를 마시는 일, 잦은 낮잠, 취침 바로 전에 육체적 정신적으로 자극을 주는 것도 수면을 방해한다. 불면증은 발마사지로 치료할 수 있다. 약을 먹거나 잠들기 위해서 억지로 노력하지 말고 부드럽게 발을 마사지하다 보면 자신도 모르게 스르르 눈이 감기게 된다. 불면증은 대개 말초신경의 혈액순환이 원활하지 못해 오는 경우가 많다. 특히 새벽에 잠이 깨서 다시 잠이 오지 않을 경우에는 따뜻한 물에 발을 5분 이상 담근 후 양손으로 발목까지 잘 주물러 주기만 해도 가벼운 불면증은 쉽게 사라진다.

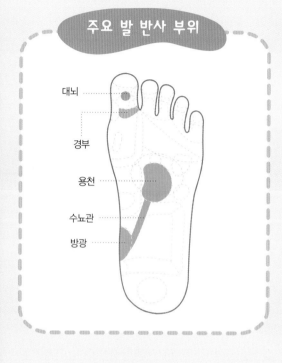

- 대뇌
- 경부
- 용천
- 수뇨관
- 방광

6 양손 엄지손가락으로 발바닥의 용천 부위를 눌러 준 다음 양 발목을 회전시키면서 몸의 긴장을 풀어 준다. 발목 돌리기는 안쪽 돌리기와 바깥쪽 돌리기를 합해서 10회 정도 실시한다. 이렇게 하면 혈액순환에 훨씬 도움이 되어 몸이 따뜻해지고 잠이 잘 오게 된다.

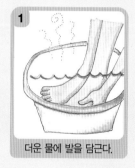

더운 물에 발을 담근다.

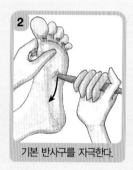

기본 반사구를 자극한다.

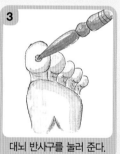

대뇌 반사구를 눌러 준다.

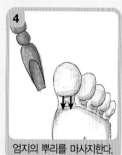

엄지의 뿌리를 마사지한다.

1 의학적으로 불면증에 잘 걸리는 사람은 몸이 찬 경우가 많다. 따라서 양 발을 더운 물에 10분간 담근 후 잘 주물러 주어 몸을 따뜻하게 해 주도록 한다. 부드럽게 발마사지를 함으로써 몸을 편안하게 이완시켜 잠이 오게 만든다.

2 기본 반사구인 신장-수뇨관-방광-요도를 A봉으로 자극해 준다.

3 A봉으로 대뇌 반사구를 4초 이상 3회 지그시 눌러 준다.

4 B봉으로 엄지발가락의 뿌리를 화살표 방향으로 마사지해 준다.

5 엄지와 검지손가락으로 엄지발가락을 4초 이상 지그시 눌러 준다.

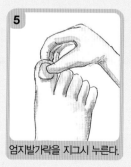

엄지발가락을 지그시 누른다.

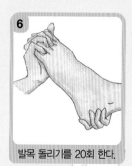

발목 돌리기를 20회 한다.

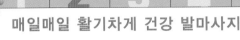
스태미나가 떨어질 때

정력이 좋은 사람이란, 몸의 원기가 좋아서 활동력이 왕성하고 강한 사람이다. 정력이 감퇴되는 원인은 여러 가지로 나눠 볼 수 있는데 가장 중요한 요인은 나이가 드는 것이다. 남성의 경우 25세를 정점으로 남성호르몬 분비가 저하되는데 남성호르몬이 분비되지 않으면 성욕 자체가 감퇴되고 발기력도 없어지며 사정을 컨트롤하는 능력도 저하된다. 하지만 나이가 듦에 따라 정력이 감퇴하는 것은 지극히 자연스러운 현상이므로 결코 각종 정력제를 먹으며 발버둥치고 슬퍼할 일이 아니다.

문제는 스트레스에서 오는 정력의 감퇴이다. 남성의 경우 성욕은 대뇌의 성적 이미지에 의해 촉발되지만 이때 최대의 장애가 되는 것이 스트레스이다. 스트레스를 품고 있으면 성적인 이미지가 잘 전달되지 않고 정력은 나이에 상관없이 곧 쇠퇴하고 만다. 따라서 정신적인 원인을 치료하는 것이 우선이다. 일반적으로 정력에 좋다는 음식들 역시 실제 효과보다는 정신적 만족감에서 오는 경우가 많다. 이를테면 개구리와 뱀의 성분을 분석해 보면 80% 이상이 물이고 단백질은 12%가량, 그 나머지는 무기질과 비타민 정도라고 한다. 혹시 이런 식품들을 먹고 무언가 나아졌다면 강정제를 먹었다는 정신적인 만족감에서 오는 느낌일 것이라고 전문가들은 말한다. 발마사지는 생식선 반사부위를 자극하여 체내 노폐물을 배출하는 방법을 통해 정력을 강화시키고 노화에 따른 정력감퇴를 예방한다.

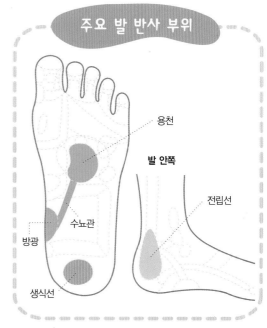

주요 발 반사 부위

용천

발 안쪽

전립선

수뇨관

방광

생식선

1 강한 남자의 발뒤꿈치에는 굳은살이 없다. 뒤꿈치가 바로 생식기와 관련이 있기 때문이다. 남편이 무기력해지는 건 여러 가지 이유 중 생식능력이 약해졌다는 뜻이다. 따라서 발뒤꿈치에 굳은살이 많이 생겼다면 각질제거기를 이용해 굳은살을 제거해 준다.

2 생식선 반사 부위인 발뒤꿈치를 B봉을 이용하여 위에서 아래로 긁어내리듯 몇 차례 자극한다.

3 신장-수뇨관-방광 반사구를 4초씩 3회 지그시 눌러 자극한다.

4 B봉으로 전립선 반사구를 화살표 방향으로 9회 이상 자극해 준다. 발마사지 전용 크림을 묻혀서 하면 더욱 좋다.

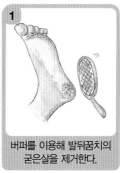

1 버퍼를 이용해 발뒤꿈치의 굳은살을 제거한다.

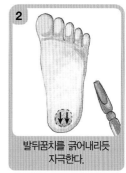

2 발뒤꿈치를 긁어내리듯 자극한다.

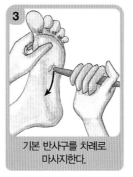

3 기본 반사구를 차례로 마사지한다.

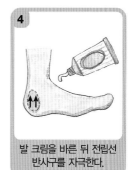

4 발 크림을 바른 뒤 전립선 반사구를 자극한다.

입맛을 찾고 싶을 때

젊어서는 이것저것 가리는 것 없이 잘 먹던 사람도 나이가 들면 입맛이 까다로워진다. 아침이면 겨우 일어나는 남편은 식탁에 앉아서도 입이 깔깔해서 밥을 먹기가 거북스럽다며 정성 들여 준비한 아침식사를 몇 술 뜨는 둥 마는 둥 하고 나가버리기 일쑤. 계절이 바뀌는 환절기나 더운 여름철에는 더욱 심하다.

아침식사는 하루의 에너지를 충전하는 중요한 것인데, 이렇듯 영양공급이 부실해지면 그날의 컨디션이 엉망이 된다. 또 이렇게 많은 날들이 쌓이고 쌓이면 몸의 균형이 깨져 질병이 오기 쉽다. 피곤한 아침, 부실한 식사, 이런 것들이 건강한 사람도 병들게 하는 것이다.

식사를 규칙적으로 하지 못하면 소화 기능도 약해진다. 배를 곯다가 폭식을 하면 위에 부담이 될 뿐만 아니라 비만의 원인이 되기도 한다. 규칙적인 식사와 적당한 운동, 거기에 발마사지를 겸한다면 언제 그랬냐는 듯 식욕이 왕성해질 수 있다.

주요 발 반사 부위

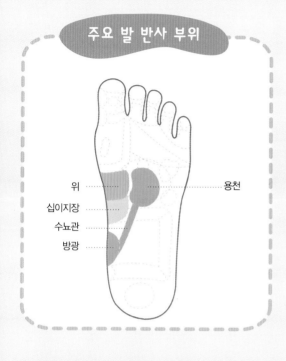

위 .... 용천
십이지장 ....
수뇨관 ....
방광 ....

4 지압봉의 양 끝을 잡고 발목부터 무릎까지 안쪽, 바깥쪽, 뒤쪽으로 발에 고여 있던 혈액을 끌어올려 준다.

1 A봉을 이용해 신장–수뇨관–방광–요도 순으로 기본 반사구를 자극한다.

2 위장의 반사 부위를 자극한다. 위장 반사구는 양 발의 활처럼 휘어진 부분 앞쪽에 있다. 이 부위를 4초간 3회 누른 뒤 손으로 마사지하여 풀어 준다.

3 B봉으로 위장에서 십이지장 반사 부위까지 위에서 아래로 9회 훑어내려 준다.

만약 발바닥에 울퉁불퉁한 덩어리가 느껴지면 아프지 않을 정도로 살살 미끄러지듯 자극하면서 덩어리를 풀어 준다.

약 1분씩 일주일간 자극하면 응어리도 사라지고 식욕도 되찾게 될 것이다. 이때 복합비타민을 함께 섭취하면 더욱 효과적이다.

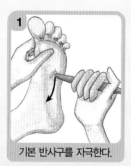

기본 반사구를 자극한다.

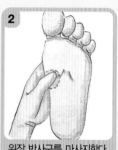

위장 반사구를 마사지한다.

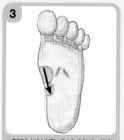

위장 반사구에서 십이지장 반사구까지 훑어내린다.

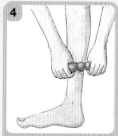

발목에 고인 혈액을 무릎으로 끌어올린다.

남편의 어깨가 축 처졌을 때

성호르몬의 불균형으로 남성들이 무기력한 모습을 보이는 경우가 많다. 나이가 들면서 남성들은 남성호르몬의 분비량이 줄어든다. 물론 여성도 여성호르몬의 분비량이 줄어들지만 여성호르몬이 감소하는 대신 상대적으로 남성호르몬의 비율이 늘어나게 된다. 그래서 젊었을 때는 아내가 꼼짝 못하고 쥐어살다가도 나이가 들면 남편을 쥐락펴락하게 되는 것이다.

남성적인 매력은 점점 사라지고 '좁쌀영감'이 되어 가는 남편의 모습을 보면 참 씁쓸하다. 한때 '고개 숙인 남자'니, '아침밥 얻어먹는 간 큰 남자'니 하는 말이 유행했다. 남성들에게 쌓인 게 많은 여성들에게는 카타르시스를 느끼게 해 주는 유머지만 남성들 입장에서는 더없이 자존심 상하는 이야기가 아닐 수 없다.

남편이 무기력하면 집안 분위기마저 무겁게 가라앉는다. 집안에 활기를 불어넣는 것은 남편의 역할만이 아니다. 아내가 적극 나서서 남편을 정력적인 남성으로 변신시키자. 남자들이 무기력해지는 것은 곧 생식 능력이 약해짐을 뜻하므로 생식선의 반사 부위인 발뒤꿈치를 중점적으로 자극해 준다.

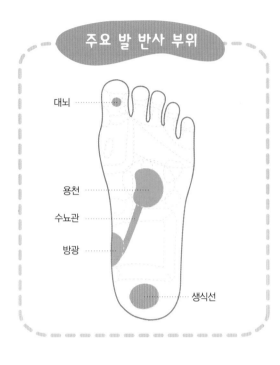

주요 발 반사 부위

대뇌

용천

수뇨관

방광

생식선

1 A봉으로 신장–수뇨관–방광–요도 순으로 기본 반사구를 자극한다.

2 발목부터 무릎 밑까지 종아리 안쪽, 바깥쪽, 뒤쪽으로 3회씩 발에 고여 있던 혈액을 끌어올려 준다.

3 엄지발가락 뒷부분인 대뇌 반사 부위를 지압봉으로 지그시 4초 이상 누른 후 3초 쉰다. 3회 반복한다.

4 생식선 반사 부위인 뒤꿈치를 지그시 4초 이상 눌렀다가 3초 쉬는 것을 3회 반복한다.

5 지압봉의 양 끝을 잡고, 발 목부터 무릎까지 안쪽, 바깥쪽, 뒤쪽으로 발에 고여 있던 혈액을 끌어올려 준다.

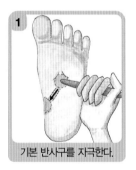

1 기본 반사구를 자극한다.

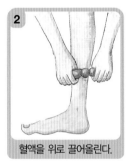

2 혈액을 위로 끌어올린다.

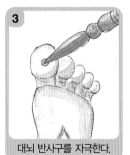

3 대뇌 반사구를 자극한다.

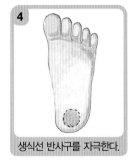

4 생식선 반사구를 자극한다.

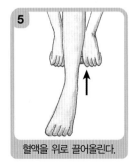

5 혈액을 위로 끌어올린다.

술, 담배를 끊고 싶을 때

한 통계에 따르면 우리나라 남성들이 술을 마시는 횟수는 1주일에 무려 2~3
회라고 한다. 20대는 젊은 기분에, 30대는 과중한 업무에 의한 스트레스 해
소나 접대 때문에, 40대 이상은 만성으로 혹은 사회생활에서 받는 스트레스
때문에 술을 마신다고 하는데, 즐거워서 마시는 일보다는 괴로워서, 어쩔 수
없이 마시는 경우가 대부분이다.

'백해무익' 이라고 하는 담배 또한 마찬가지다. 스트레스 때문에 자기도 모르
게 담배에 손이 가고 어느새 연기를 뿜어내기 마련이지만 어린아이부터 성인
에 이르기까지 각종 질환에 시달리고 암 같은 무서운 병이 감기만큼이나 흔
해진 만큼 건강에 더욱 신경을 써야 한다.

건강은 건강할 때 지켜야 한다. 몸에 병이 생기기 전에 조심하는 것보다 병이
생긴 후에 치료하는 일이 몇 갑절 더 힘들고 어렵다. 이 때문에 질병 예방은
아무리 강조해도 지나침이 없다.

주요 발 반사 부위

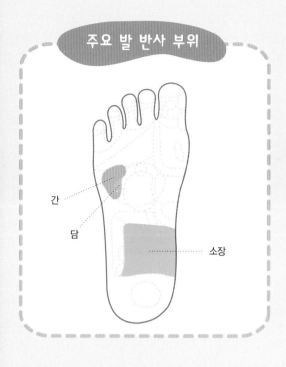

간 ....
담 ....
.... 소장

반복한다. 담도 마찬가지로 4초씩 3회 자극하고 간과 담의 반사 부위를 한꺼번에 위에서 아래로 9회 이상 미끄러지듯 누른다.

4 소장 반사 부위를 지압봉으로 미끄러지듯 뒤꿈치쪽으로 자극한다. 수회 반복한다.

1 신장-수뇨관-방광을 4초씩 지그시 누른 후 수뇨관 방향으로 9회 미끄러지듯 자극한다.

2 발목부터 무릎 밑까지 종아리 안쪽, 바깥쪽, 뒤쪽으로 3회씩 발에 고여 있던 혈액을 끌어올려 준다.

3 간장은 알코올을 해독하는 기관이며, 담낭은 간장 밑에 붙어서 지방질의 소화를 돕는 담즙 배출 기관이다.

간장의 반사 부위는 오른발 밑 앞쪽에 있는데, 오른발 넷째 발가락에서 내려와 위의 반사 부위와 만나는 부분이다. 담낭은 간의 반사 부위 가운데에 있다.

간의 반사 부위를 봉의 둥근 부분으로 4초간 누른 후 4초간 손으로 풀어 주기를 3회 이상

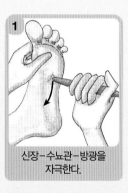

신장-수뇨관-방광을 자극한다.

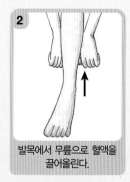

발목에서 무릎으로 혈액을 끌어올린다.

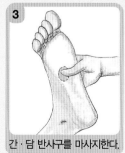

간·담 반사구를 마사지한다.

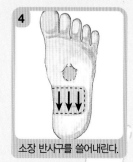

소장 반사구를 쓸어내린다.

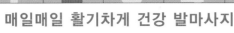

마음이 초조할 때

우리의 인생은 너무도 많은 책임과 자극으로 채워져 있다. 그러다 보니 늘 무언가에 쫓기게 된다. 타인과 자신에게 한 수많은 약속들과 쉬지 않고 일해야 한다는 강박관념, 휴식은 고사하고 단 몇 분 만이라도 가만히 앉아 있는 것이 불가능할 정도이다. 그러나 조금만 생각해 보면 이런 초조함은 항상 즐거워야 하고 뭔가에 집중해야 할 것 같은 생각, 다음에는 뭘 하지? 하고 고민하는, 지나치게 분주한 마음에서 비롯된다.

그러나 이런 생활패턴에 회의를 갖는 사람들이 늘면서 아예 '느리게 살기'를 실천하는 사람들도 서서히 눈에 띄기 시작했다. 느리게 살기의 핵심은 마음을 비우고 느긋해지는 법을 터득하는 데 있다.

이런 여유와 휴식에 발마사지는 좋은 동반자가 된다. 발반사 요법이나 발마사지의 가장 큰 특징 중 하나는 사람의 흥분을 가라앉히는 데 있다. 특히 안절부절못하는 사람에게는 발마사지의 효과가 대단히 크다. 이때는 반사요법보다는 발마사지가 더 효과적인데 누군가가 발마사지를 해 준다면 불안과 초조를 가라앉히는 데 아주 효과적이다.

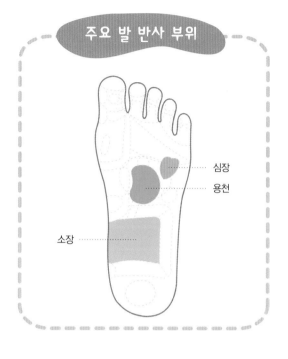

주요 발 반사 부위

- 심장
- 용천
- 소장

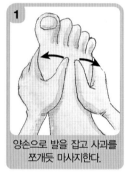

1 양손으로 발을 잡고 사과를 쪼개듯 마사지한다.

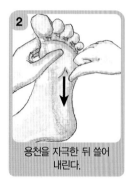

2 용천을 자극한 뒤 쓸어 내린다.

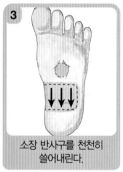

3 소장 반사구를 천천히 쓸어내린다.

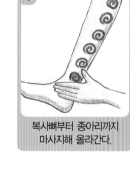

4 복사뼈부터 종아리까지 마사지해 올라간다.

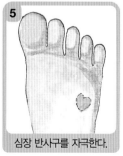

5 심장 반사구를 자극한다.

1 손가락을 발바닥 쪽에 위치한 후 마치 사과를 쪼개는 기분으로 발을 누르며 주무른다.

2 전용 발크림을 적당량 손에 묻혀 용천을 지그시 10초 이상 누른다. 2~3분 정도 반복해서 용천을 따라 수직으로 뒤꿈치 전까지 반복해서 천천히 누른다.

3 엄지손가락으로 소장의 반사 부위를 1~2분 정도 아주 천천히 쓸어내린다.

4 양 손바닥을 이용하여 복사뼈부터 발목까지 원을 그리듯이 마사지한다. 이때 발목부터 종아리까지 1~2분에 걸쳐 천천히 마사지해 준다.

5 심장의 반사 부위를 A봉을 이용하여 10초 이상 지그시 눌러 준다. 3회 반복한다.

목이나 어깨가 뻐근할 때

상담을 받으러 온 손님 중에 5년째 텔레마케터로 일하는 주부가 있었다. 그녀는 키보드 두드리는 일을 5년 넘게 해 왔는데, 얼마 전부터 손목이 뻐근하고 어깨가 결리기 시작했다.

이 증상은 시간이 흐를수록 심해져 늘 전화를 받아야 하는 오른쪽 어깨와 목 부분이 더욱 뻐근해졌고, 어느 날 밤에는 통증 때문에 잠을 이루지 못할 정도가 되기도 했다. 그녀는 병원에서 'VDT(Visual Display Terminals) 증후군' 이라는 진단을 받았다. VDT증후군이란 TV, 비디오게임기, 컴퓨터 등을 장시간 사용한 후에 생길 수 있는 여러 증상을 말한다. 최근 컴퓨터 모니터를 많이 사용하는 직종이 급증하면서 새롭게 등장한 직업병 중 하나다. 그러나 VDT증후군이 아니라도 만성적인 어깨결림 때문에 괴로워하는 사람이 많다. 잘못된 자세로 잠을 자거나 준비자세 없이 갑자기 어깨나 목을 쓰면 삐끗하면서 어깨나 목이 뻐근해진다.

어깨가 뻐근하다는 것은 그 부위의 근육이 굳어진 것을 말한다. 피로를 유발하는 젖산이라는 물질이 어깨 근육 주변에 필요 이상으로 늘어난 것이 원인

이다. 인간의 몸은 약알칼리성인데 젖산이 늘
면 혈액은 산성으로 바뀐다. 몸이 산성이 되
면 나른하거나 쉬 피곤함을 느끼게 되고, 어
깨 부분에 혈액이 운반해 오는 영양분이나 산
소가 부족하면 결리거나 통증을 느끼게 되는
것이다.

어깨결림 증세가 심해지면 목 뒤가 함께 아프
고 눈이 피로해진다. 간장, 위장, 폐, 심장 등
내장의 기능이 나빠져서 어깨가 결리는 증상
이 나타나는 수도 있기 때문에 어깨결림을 가
볍게 생각해서는 안 된다. 문지르거나 두드리
거나 마사지를 해 주는 물리적 요법을 통해 혈
액의 흐름을 원활하게 함으로써 통증을 완화
시켜 주는 방법으로 피로를 바로바로 풀어 주
도록 하자.

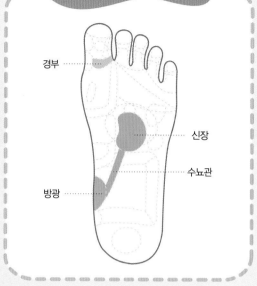

주요 발 반사 부위

경부

신장

수뇨관

방광

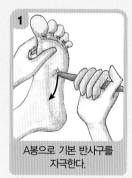

A봉으로 기본 반사구를
자극한다.

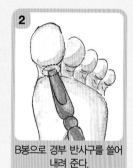

B봉으로 경부 반사구를 쓸어
내려 준다.

1 기본 반사구인 신장-수뇨관-방광-요도
반사구를 A봉으로 자극한다.

2 B봉에 크림을 묻혀서 경부의 반사 부위인
엄지발가락의 뿌리 부분을 미끄러지듯 9회 이상
짧게 쓸어내려 준다.

3 경부 반사 부위인 엄지발가락 뿌리 부분을
엄지손가락을 이용하여 위에서 아래로 3~4회
쓸어내린다.

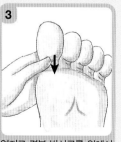

엄지로 경부 반사구를 위에서
아래로 쓸어내린다.

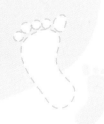

다리가 뻐근할 때

다리는 평소에 운동을 꾸준히 하지 않으면 조금만 무리를 해도 바로 표시가 나기 마련이다. 다리 근육이 갑자기 수축하면서 긴장하기 때문이다. 어쩌다 주말에 등산을 한 경우 정작 당일에 산에 오를 때는 몰랐는데 다음 날 다리가 뻐근한 것도 다리 근육을 갑작스럽게 썼기 때문이다. 다리를 구부릴 수 없어 뻗정다리로 하루 종일 돌아다니다 보면 속 모르는 사람들은 모처럼 운동한 것을 티 낸다고 빈정대지만 당사자는 여간 고통스러운 것이 아니다.

물론 이처럼 긴장 상태에 있는 다리 근육을 빨리 푸는 방법은 아프더라도 조금씩 운동을 해 주는 것이다. 아프다고 그냥 쉬면 오히려 더 오랫동안 고생하게 된다. 이렇게 다리가 뻐근하고 피곤할 때 근육을 푸는 방법으로는 마사지가 좋다. 우선 다리가 뻐근하고 피곤할 때는 종아리 안쪽을 밑에서 위로 주무르듯 하여 근육을 풀어 준다.

너무 무리했나?

종아리가 아플 때는 손에 크림을 바르고 다리를 세운 뒤 발목부터 무릎까지를 세 부분으로 나눈 뒤 맨 밑부터 3회씩 주무른다. 밑부터 마사지해야 심장으로 혈액을 보내는 데 도움이 된다. 그 다음 손가락을 펴서 양쪽

손가락을 살짝 겹치듯이 모아 종아리 앞쪽에 대고 발목부터 무릎 위 10cm까지 3회 이상 쭉 올려 준다. 올라올 때는 강하게, 다시 내려갈 때는 힘을 빼고 한다. 무릎은 엄지손가락에 크림을 묻혀 원을 그리듯이 마사지해 준다.

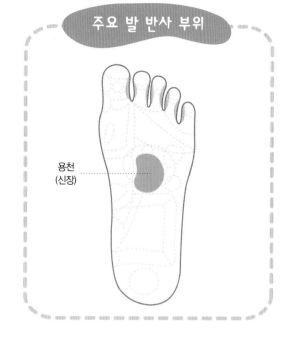

주요 발 반사 부위

용천
(신장)

1 용천(신장) 부위를 5초 이상 지그시 누른 뒤 5초
쉰다. 10회 이상 반복한다.

2 B봉을 이용해서 발가락 사이사이를 짧게 자극해
준다.

3 종아리 부분에 크림을 바른 후 지압봉의 양 끝을
잡고 종아리의 안쪽, 바깥쪽, 뒤쪽까지 밑에서
위로 1분 이상 쓸어올려 준다.

4 양손 엄지손가락으로 용천 부위를 10초 이상
지그시 눌러 준다.

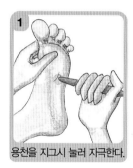

용천을 지그시 눌러 자극한다.

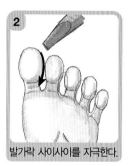

발가락 사이사이를 자극한다.

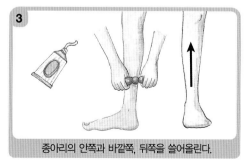

종아리의 안쪽과 바깥쪽, 뒤쪽을 쓸어올린다.

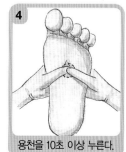

용천을 10초 이상 누른다.

머리가 묵직하고 쑤실 때

두통은 머리가 아픈 증세로 사람들이 일생을 살면서 가장 흔하게 접하는 증상이다. 그러나 일반적으로 두통의 원인을 정확히 규명하지 못하므로 신경성 두통(nervosa headache)이나 긴장성 두통(tension headache)이라는 애매모호한 진단 하에 치료를 하는 경우가 대부분이다. 그렇더라도 일시적으로 찾아오는 것이 아니라 자주 통증이 있고 쉽게 호전되지 않는 두통은 반드시 병원을 찾아가 정확한 진단과 효과적인 치료를 받아야 한다. 여러 가지 심각한 질병이 배후에 있을 수 있기 때문이다. 실제 전문의들은 이유 없는 잦은 두통은 건강의 적신호라고 말하기도 한다.

예를 들어 자고 일어났을 때 두통이 생기면서 구역질이 나거나 구토를 하는 경우, 지속적인 두통으로 작업을 중단하고 휴식을 취해야 하는 경우, 갑자기 머리에서 꽝 하는 느낌과 함께 심한 두통이 생기는 경우, 두통과 함께 사물이 두 개로 보이거나, 사지가 부자연스럽거나 시력이 점차 약해지는 증세가 있는 경우는 신경외과를 방문하여 전문의와 상담해야 한다.

그러나 일시적인 두통이나 동반 증상 없이 나타나는 긴장성 두통의 경우 간단한 반사요법으로도 효과를 볼 수 있다.

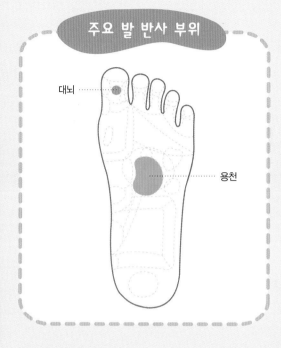

대뇌

용천

1 먼저 발을 따뜻한 물에 5~10분 정도 담가
편안한 상태로 만든다. 이때 커피를 1작은술 넣어
주면 발 냄새를 없앨 수 있을 뿐 아니라 머리가
시원해지는 효과를 볼 수 있다.

2 용천(신장)을 4초씩 3회 지그시 누른다.

3 B봉을 이용하여 발가락 끝을 4초씩 3회 누른다.
특히 엄지발가락은 두통 개선 반사구이므로 이
부분을 빠짐없이 자극해 주는 것이 좋다.

4 뒷목이 뻣뻣하고 편두통이 생기면 각 발가락
끝을 엄지와 검지손가락을 이용해서 10회 정도
자극한다.
두통이 심할 때는 부드러운 자극으로 몸이
조금씩 자극에 익숙해지게 한 다음 시간을
늘리면서 점차 강도를 높인다.

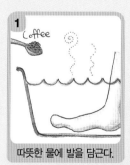

1 따뜻한 물에 발을 담근다.

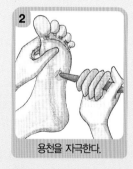

2 용천을 자극한다.

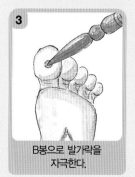

3 B봉으로 발가락을
자극한다.

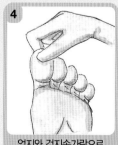

4 엄지와 검지손가락으로
발가락 끝을 마사지한다.

눈이 충혈되고 침침할 때

누군가를 처음 만났을 때 눈을 보고 상대방을 판단하는 경우가 많다. 아마 눈을 통해서 그 사람의 기분이나 감정상태, 나아가 마음가짐까지 볼 수 있다고 생각하기 때문일 것이다.

의사들이야 눈을 이렇게 낭만적으로만 보진 않지만 눈으로 그 사람의 상태를 읽는다는 면에서는 같다. 그들에게 환자의 눈은 인체 각 부위의 건강 상태를 읽을 수 있는 창구이기 때문이다. 실제 망막증의 증세에 따라 뇌종양, 뇌출혈, 기타 신경마비 증세 등의 뇌질환뿐만 아니라 동맥경화, 빈혈 등의 순환기계 질환도 파악이 가능하고 또 백혈병, 관절염과 각종 유전성 질환은 물론 피부 질환, 결핵을 비롯한 호흡기 질환, 이비인후과 질환, 정신 질환 등과 영양장애에 이르기까지 실로 다양한 검진을 할 수 있는 것으로 알려져 있다. 특히 한의학에서는 간과 신장기능이 쇠약해졌을 때 눈이 많이 피로해지고 침침해진다고 보고 있다. 눈은 간장을 나타내는 창문으로, 간의 기운이 눈으로 통하므로 간기능이 고르면 눈의 시력이 좋아 오색을 분별할 수 있고, 간이 허하면 눈이 침침해지고 충혈되거나 흰자위가 노랗게 나타나기도 한다. 실제 간이 안 좋

은 사람은 발 반사구 중에서 눈의 상응부위를
누르면 대단한 압통을 느낀다. 맨 처음에는 상
당히 아프지만 일주일 정도 하다 보면 통증이
거의 사라지는데, 이것은 그 부위가 좋아졌다
는 것을 의미한다.

반사 부위는 한 번에 5분 이상 자극하지 말고
매일 꾸준히 하는 것이 중요하다.

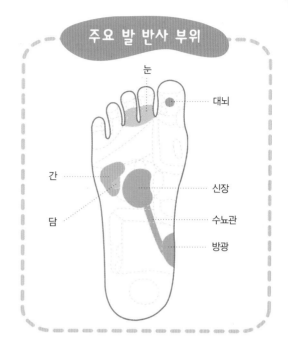

주요 발 반사 부위

눈
대뇌
간
신장
담
수뇨관
방광

1 신장-수뇨관-방광의
기본 반사구를
자극한다.

2 대뇌의 상응 부위인
엄지발가락을
손가락으로 30초 이상 원을 그리듯 지그시 3회
눌러 준다.

3 간장과 담낭 반사 부위인 오른발 넷째 발가락
아랫부분을 4초씩 3회 누른다.

4 눈의 반사구인 둘째, 셋째 발가락 뿌리 부분을
B봉을 이용하여 미끄러지듯이 쓸어내려 준다.

5 엄지손가락에 크림을 묻혀서 둘째, 셋째 발가락
뿌리 부분을 화살표 방향으로 마사지해 준다.

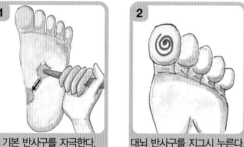

기본 반사구를 자극한다.

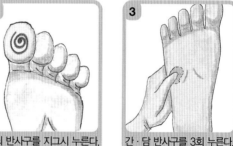

대뇌 반사구를 지그시 누른다.

간 · 담 반사구를 3회 누른다.

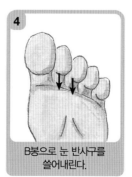

B봉으로 눈 반사구를
쓸어내린다.

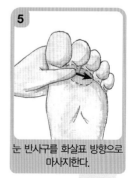

눈 반사구를 화살표 방향으로
마사지한다.

더위를 먹었을 때

"오뉴월 더위에 암소뿔이 물러 빠진다."는 속담이 있다. 그만큼 한여름 더위
는 이겨 낼 장사가 없다는 이야기이다. 한의학에서는 더위에 몸을 상하는 것
을 두 가지로 구분한다. 양서(陽暑)와 음서(陰暑)라는 두 가지 증상이다. '양
서'는 더위가 심한데 밖에서 일을 하거나 오래 걷거나 해서 더위가 직접 몸에
침범해 몸이 상하게 되는 것이다. 이때는 발열이 심하고 의식이 몽롱해지기
까지 해 이른바 '일사병'과 비슷한 증상을 일으킨다.

'음서'는 흔히 말하는 '냉방병'과 비슷한 증상으로 여름에 몸을 차갑게 해서
생기는 병이다. 특히 여름철에 냉방이 너무 잘되어 있는 실내에서 오래 있거
나, 찬 음식을 너무 먹어서 나타나기도 한다.

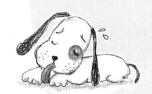

덥다고 무조건 찬 음식만 찾다 보면 오히려 원기를 손상시킬 수 있으므로
조심해야 한다. 더운 여름에는 인체의 모든 양기가 더위를 이기기 위해 피부
쪽으로 몰려나오거나 위로 떠오르면서 뱃속이 허해지는데, 이렇듯 뱃속에 양
기가 부족한 상태에서 찬것을 자꾸 먹게 되면 소화기관이 손상을 입어 구토
와 설사, 복통 등이 일어나기 쉽다. 심하면 열이 나면서 오한증상이 나타나기

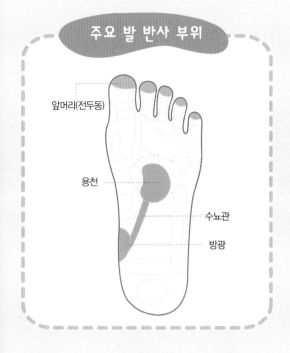

앞머리(전두동)

용천

수뇨관

방광

의 흐름을 원활하게 해 주는 것이 필요하다.

1 시원한 물에 발을 담그고 잘 주무른 후 발 스트레칭에 들어간다.

2 용천을 4초씩 3회 정도 지그시 누른 다음 신장−수뇨관−방광을 지압봉으로 아프지 않게 1회 자극한다.

3 앞머리 반사 부위인 발끝을 B봉으로 한번에 10초 이상씩 2분 동안 꼭꼭 눌러 준다.

4 발 전체를 잡고 사과를 쪼개듯 마사지한 뒤 발가락을 잡고 앞뒤로 스트레칭한다.

도 한다. 흔히 '더위 먹었다' 고 표현하는 증상이 바로 이것이다.

예로부터 우리 조상들은 여름엔 오히려 뜨거운 음식을 보양식으로 먹었다. 그것은 여름이 되면 몸의 표면은 더워도 몸 안은 찬 경우가 많고, 또 차가운 음식을 많이 먹어서 소화기능이 떨어지기 때문이다.

소화기능이 떨어지면 기가 약해져서 자꾸 몸이 늘어지게 된다. 이럴 때는 일단 발의 피로를 풀어 전신에 허약해져 있는 기를 보충하고 전두동, 소화기, 신장 등의 반사구를 자극하여 신체

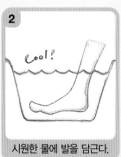
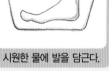

시원한 물에 발을 담근다.

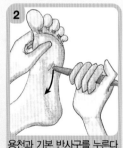

용천과 기본 반사구를 누른다.

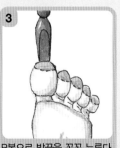

B봉으로 발끝을 꼭꼭 누른다.

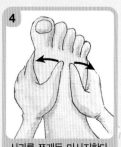

사과를 쪼개듯 마사지한다.

강한 여성이 되고 싶을 때

동서고금을 통해 발은 억압된 에로티시즘의 상징이기도 했다. 프로이트는 여성의 신발이 성을 암시한다고 주장했는가 하면, 신화연구가 이윤기씨는 발에서 신화적 모티프를 짚어 내기도 한다. 여성의 발이 성의 심볼로 상징되는 가장 대표적인 경우는 바로 중국의 불행한 역사, 전족(纏足)이다. 흔히 여자가 귀한 중국에서 발을 작게 하는 것은 도망가지 못하게 하기 위한 풍습이라고 알고 있으나 10세기 중국 송왕조 이후 귀족사회 미인의 필수조건에 맞춰 주기 위해선 발이 기형적으로 작고 뾰족해야 했다. 이런 '미'의 명목 아래 중국 여인들은 6세부터 발을 묶는 전족의 시련에 들어갔는데 미적인 것을 넘어 비정상적으로 발이 작아지면 상대적으로 괄약근이 발달해 남성의 성적 만족을 증가시킨다는 보고도 있다.

또한 과거에도 그랬지만 지금도 결혼을 하면 새신랑을 매단다고 신랑의 발바닥을 나무토막으로 때리는 '의식'을 벌인다. 한때 야만적인 풍습이라고 경시했지만 알고 보면 첫날밤을 잘 치르게 하기 위한 일종의 건강 발 반사요법이라 할 수 있다. 신랑의 발바닥을 두드리는 이 같은 전통은 '이제 어른이 되니

까 양기를 충천시켜 자녀를 많이 생산하고 건강해야 된다'는 깊은 의미가 담긴 것이다. 조상들의 슬기가 돋보이는 부분이다.

실제 발은 성감대의 중요한 부분인데 특히 엄지발가락을 자극하면 남녀 모두 성욕을 느끼는 것으로 알려지고 있다. 이는 뇌하수체 반사구가 성신경을 자극하기 때문이다. 발 반사는 강한 남성은 물론 강한 여성을 만들어 주는 중요한 키워드. 열심히 두드리고 마사지해 활력 있는 생활을 하자.

1. 뇌하수체는 성호르몬을 지배하는 호르몬 계통을 명령하는 기관이다. 에스트로겐(Estrogen)은 여성의 피부를 촉촉하고 탄력 있게 하는 청춘호르몬. 엄지발가락이 바로 이 뇌하수체의 반사구이므로 엄지손가락의 지문 부위로 원을 그리듯이 마사지한 후 가운데 부분을 지그시 3회 이상 눌러 준다.

2. 엄지와 검지를 사용해서 발가락 사이사이를 미끄러지듯 쓸어 준다.

3. 발가락 전체를 손으로 잡아 앞뒤로 천천히 스트레칭해 준다.

4. 발 안쪽에 있는 자궁 반사구와 발 바깥쪽 난소 반사구를 밀어올리면서 마사지해 준다.

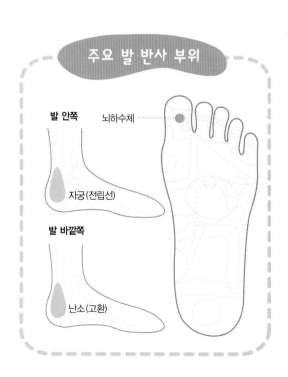

주요 발 반사 부위

발 안쪽
뇌하수체 ·········
자궁(전립선)

발 바깥쪽
난소(고환)

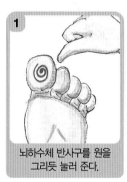

뇌하수체 반사구를 원을 그리듯 눌러 준다.

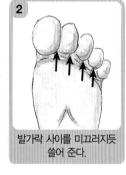

발가락 사이를 미끄러지듯 쓸어 준다.

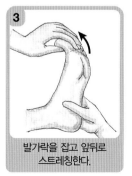

발가락을 잡고 앞뒤로 스트레칭한다.

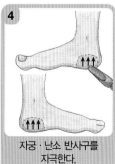

자궁·난소 반사구를 자극한다.

매일매일 활기차게 건강 발마사지

현기증이 날 때

순간 머리가 핑도는 어지럼증을 느끼거나 자신이나 주위 환경이 빙글빙글 도는 듯한 느낌과 함께 균형을 잃고 휘청거리며 술에 취한 느낌을 받는 경우가 있다. 이러한 현기증은 평형감각에 장애가 생겼거나 혈액에 헤모글로빈이 부족해서 오는 경우가 많다.

우리 몸의 평형감각은 고유감각, 시각 및 평형기관인 전정기 등으로 이루어지며, 이들의 협동작용에 의해 신체의 평형이 유지되고 이들의 협동작용에 이상이 있을 때 평형장애가 초래된다. 평형감각 장애에 의한 현기증은 귀의 기능과 깊은 관련이 있다. 귀에는 삼반규관이라는 평형감각을 조절하는 기관이 있어 이 부위에 문제가 있을 때 어지럼증이 생기는데 이때는 발 반사 부위 중 귀, 이관 부위를 중심으로 자극하면 좋다. 어지럽거나 멀미를 할 때 귀 밑에 동그란 테이프를 붙이는 것도 바로 평형감각 기관의 균형을 잡기 위한 방법이다. 철분 섭취가 충분하지 않아 헤모글로빈이 부족해서 생기는 현기증도 있는데 이 경우 어지럼증을 느끼면 식은땀과 함께 안면이 창백해지기도 한다. 특별한 질환이 아닌 생활 속 현기증이라면 발반사를 통해서 증상을 완화시킬 수 있다.

주요 발 반사 부위

대뇌 ....

귀

용천

소장

[헤모글로빈 부족에 의한 현기증]

1. 신장-수뇨관-방광 반사구를 4초씩 3회 반복 자극해 준다.

2. 대뇌 반사구를 4초 이상 3회 지그시 누른다.

3. A봉을 이용하여 소장의 반사구를 화살표 방향으로 미끄러지듯 마사지한다. 이때 발 안쪽에서 바깥쪽으로, 바깥쪽에서 안쪽으로 번갈아 가면서 10회 이상 자극해 준다.

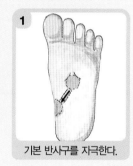
기본 반사구를 자극한다.

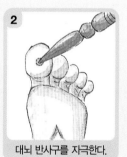
대뇌 반사구를 자극한다.

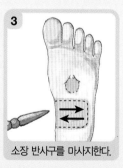
소장 반사구를 마사지한다.

[평형감각(귀) 장애에 의한 현기증]

1. 신장-수뇨관-방광을 자극한다.

2. A봉으로 대뇌의 반사구를 4초 이상 3회 지그시 누른다.

3. 귀 반사 부위인 넷째, 다섯째 발가락 뿌리 부분을 B봉을 이용하여 미끄러지듯 9회 정도 쓸어내린다.

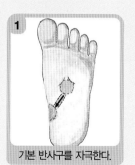
기본 반사구를 자극한다.

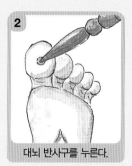
대뇌 반사구를 누른다.

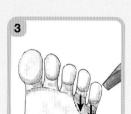
귀 반사구를 마사지한다.

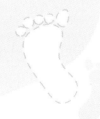

차멀미가 심할 때

보통 차멀미라고 부르는 이런 증상은 자동차뿐 아니라 비행기나 배, 그리고 옛날로 거슬러 올라가면 가마 등을 탈 때도 나타난다. 옛날에는 새색시들이 가마를 타고 이동을 했기 때문에 가마 멀미를 하는 것이 예사였다고 한다. 심한 사람은 심지어 사람의 등에 업혀 갈 때도 멀미를 했다고 한다.

역사적으로 멀미에 있어서는 유명 인물들도 예외는 아니다. 로마의 시저나 미국의 프랭클린 등이 멀미에 시달렸다고 하는데 아이러니컬하게도 영국의 해군제독 넬슨은 배멀미를, 사막의 영웅인 아라비아의 로렌스는 낙타멀미를 심하게 앓았다는 재미있는 일화도 있다.

멀미는 사람에 따라 그 정도의 차이는 있지만 90% 정도가 느끼는 것으로 알려져 있다. 남녀노소 누구나 평상적인 속도나 평형에 적응하지 못할 때 생리적으로 '멀미' 라는 고통을 당하게 되어 있다. 신체적으로는 귀의 삼반규관(달팽이관)에 문제가 생기면 평형감각에 문제가 생겨 멀미를 하거나 이명이 들리게 되어 있다. 멀미가 심할 때는 편하게 누워 서서히 깊게 찬 공기를 마시면 어느 정도 증상이 완화되며 시원한 탄산음료를 마시는 것도 도움이 된다.

임시요법으로는 손바닥과 발마사지를 하는 것이 좋다. 차멀미를 할 때는 평형감각기관의 상응 부위인 귀의 반사 부위를 자극하는 것이 효과적이다.

대뇌

귀

신장

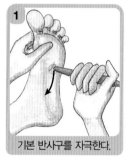

기본 반사구를 자극한다.

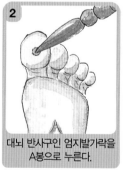

대뇌 반사구인 엄지발가락을 A봉으로 누른다.

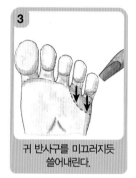

귀 반사구를 미끄러지듯 쓸어내린다.

1 기본 반사구를 A봉을 사용하여 자극한 다음 용천을 10초 이상 3회 더 누른다.

2 대뇌의 반사구인 엄지발가락의 가운데를 A봉을 이용해서 4초씩 3회 이상 누른다

3 귀의 반사구인 넷째, 다섯째 발가락의 뿌리 부분을 B봉을 이용해서 미끄러지듯 30초 정도 쓸어내린다.

4 합곡혈(악수할 때 엄지손가락이 닿는 부위, 엄지손가락뼈와 둘째 손가락뼈가 갈라지는 부위), 태충혈(엄지발가락뼈와 둘째 발가락뼈가 갈라지는 부위)과 귀와 눈 사이의 관자놀이를 엄지손가락으로 힘을 주어 4초 이상 지그시 눌러준다.

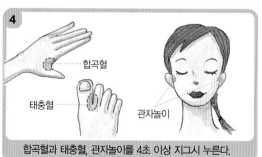

합곡혈

태충혈

관자놀이

합곡혈과 태충혈, 관자놀이를 4초 이상 지그시 누른다.

자고 일어나면 손발이 부을 때

신체 기능적으로 부종이 생기는 이유는 심장이 나쁘거나 신장이 나쁜 경우이다. 소변을 걸러내는 신장 기능이 나빠지면 소변을 통한 체내의 수분 조절이 잘 안 되어 부종이 생긴다.

심장의 기본적인 역할은 혈액과 함께 수분을 펌프해 올리는 것이다. 그런데 펌프해 올리는 힘이 약하면 심장으로 빨리 올라가지 못한 체액이 조직에 고이게 된다. 그로 인해 여분의 수분이 세포 사이사이에 고여 있게 된다. 부종이 심할 경우는 일단 수분 섭취를 줄임과 동시에 나트륨 섭취를 억제해야 한다. 나트륨은 소금이나 화학조미료, 가공 저장 식품에 많이 들어 있다. 특히 소금을 많이 먹게 되면 우리 몸은 소금물을 희석시키기 위해 소변으로 나가는 물을 붙잡아 두어서라도 체액을 묽게 만들려 한다. 그 때문에 부종이 더욱 심해질 뿐 아니라, 짜게 먹은 뒤에 따르는 갈증으로 자기도 모르게 수분을 더 많이 취하게 되어 상황이 더더욱 나빠진다.

그러나 붓는 게 무서워 수분이나 염분을 지나치게 제한하면 다른 부작용이 생긴다. 그러므로 적당한 운동을 해서 혈액순환을 원활히 하여 부종을 근본적으로 해결해야 한다. 또한 부기를 예방하기 위해서는 잠자리에 들기 전에 물을 너무 많이 마시지 말고, 다리가 많이 붓는 사람은 다리 밑에 베개를 받쳐 주도록 한다. 또 엎드려 자는 경우 수분이 얼굴로 몰려 얼굴이 집중적으로 붓게 되므로 잠버릇도 고치는 것이 좋다.

또 여성은 호르몬 불균형이 원인이 될 수도 있고, 스테로이드 같은 약물 복용으로 수분배설 장애가 나타나 몸이 부을 수도 있으니 정확한 원인을 먼저 알아보는 것이 중요하다.

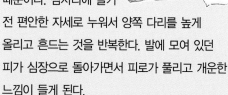

1 부기의 원인은 혈액 순환이 제대로 되지 않기 때문이다. 잠자리에 들기 전 편안한 자세로 누워서 양쪽 다리를 높게 올리고 흔드는 것을 반복한다. 발에 모여 있던 피가 심장으로 돌아가면서 피로가 풀리고 개운한 느낌이 들게 된다.

2 손이 부었을 때는 봉에 크림을 묻힌 다음 B봉을 이용해서 손톱 밑 부분부터 손등까지 쓸어올려 준다.

3 마찬가지로 B봉을 이용해 손의 사이사이를 부드럽게 마사지해 준다.

4 지압봉의 대를 이용해 손등 전체를 쓸어올려 준 다음 반짝반짝 작은별을 노래하듯 손을 올려 털어 준다. 발등도 같은 방법으로 쓸어 올린다.

주요 발 반사 부위

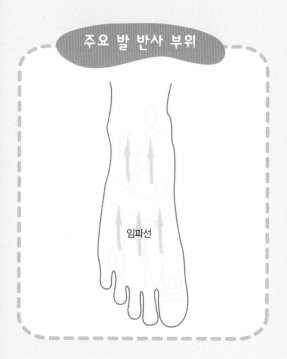

임파선

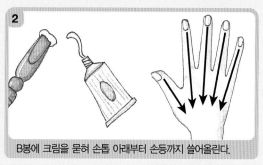

B봉에 크림을 묻혀 손톱 아래부터 손등까지 쓸어올린다.

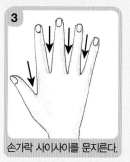

손가락 사이사이를 문지른다.

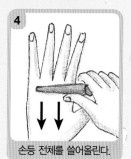

손등 전체를 쓸어올린다.

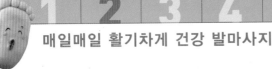
저녁마다 발이 퉁퉁 부을 때

하루 종일 서서 일하는 직업을 가진 사람들은 저녁이 되면 다리나 발이 퉁퉁 붓기 일쑤다. 따라서 쌓인 발의 피로를 풀고 건강도 지키는 효율적인 발 관리법을 알아 둘 필요가 있다.

생활 속 발 관리의 기본은 깨끗하게 발을 씻어 주는 것이다. 외출 후 발을 씻으면서 조금만 주의를 기울이면 건강한 발을 유지할 수 있고 하루 동안 쌓인 피로도 말끔히 풀 수 있다. 먼저 따뜻한 물에 발을 담가 충분히 불려 준다. 여기에 미용소금이나 베이킹파우더를 두 스푼 정도 넣으면 피부가 더 부드러워지며, 끓는 물에 박하를 넣어 우려낸 물은 피로회복과 기분전환에 뛰어난 효과를, 녹차는 냄새 제거에, 아로마 오일이나 마늘 삶은 물은 묵은 각질 제거에 좋은 영향을 준다. 발톱은 일자에 가깝게 자르고 물에 불어 일어난 발톱은 주위의 각질도 깔끔하게 잘라 내고, 발 클렌징으로 마무리한다.

또한 건조하고 갈라진 발은 잠자리에 들기 전에 발뒤꿈치에 로션을 바르고 마사지한다. 랩을 감아 두면 수분 흡수에 더욱 효과적이며 발을 20~30분 정도 스팀타월로 감싸 주면 혈액순환이 원활해진다.

발이 자주 퉁퉁 붓는 경우 약간 넉넉한 사이즈의 신발을 신고 꼭 죄는 바지나 벨트는 착용하지 않는 것이 좋다.

퉁퉁 부은 발과 다리는 마사지로 해결한다. 샤워를 할 때 샤워기의 수압을 높여 종아리와 발을 마사지해 주면 림프순환이 촉진되어 부기가 가라앉는다.

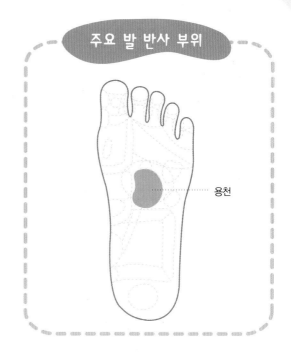

주요 발 반사 부위

용천

1 욕조에 미지근한 물을 종아리까지 오도록 채워 15분 동안 발을 담가 피로를 풀어 준 다음 스트레칭 기법을 이용하여 다리를 잘 주물러 준다. 이런 간단한 발과 다리 마사지로도 피로를 풀어 줄 수 있다.

2 양손을 발가락 사이에 끼우고 발가락을 살짝 당겨 주고, 발가락 사이사이를 벌려 준다.

3 발바닥의 용천 부분을 엄지손가락으로 세게 누른다.

4 손에 크림을 적당량 덜어 발등과 발바닥을 맞잡고 비비듯 마사지한다. 마사지 후 따뜻한 물 한 잔을 마시거나 발을 따뜻하게 해 주면 더 뛰어난 효과를 볼 수 있다.

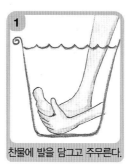

1 찬물에 발을 담그고 주무른다.

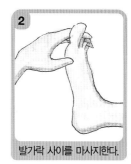

2 발가락 사이를 마사지한다.

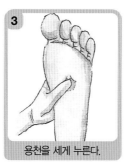

3 용천을 세게 누른다.

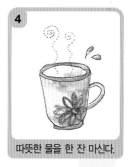

4 따뜻한 물을 한 잔 마신다.

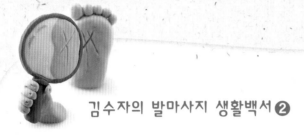

골프공 밟고서
화장실 볼일 보기

변비로 고생하는 사람이 많다. 갖가지 변비 약과 변비에 좋다는 음식들도
많이 소개된다. 하지만 그런 방법으로 효과를 봤다는 사람은 찾기 힘들다.
변비는 평상시의 생활습관이 문제가 되는 수가 많다. 심해지면 치질이나
직장·대장암으로까지 악화된다. 평소에 균형잡힌 식사를 하고 적당한
운동을 하면서 일정한 시간에 볼일을 보는 습관을 들이는 것이 중요하다.
아침 식사 후에 변을 보는 것이 가장 좋다. 아침에 장을 깨끗이 비우면
기분이 상쾌하지만 그렇지 못하면 하루 종일 불쾌한 기분이 들어 컨디션이
시원치 않다. 배변이 잘 되지 않으면 속이 항상 더부룩하고 소화도 잘 되지
않는다. 덩달아 식욕도 없어져 식사를 잘 하지 못하게 되어 항상 기운이
없고 무기력한 상태가 된다. 숙변이 생겨서 아랫배가 나오면 미용상으로도
좋지 않다.
화장실 바닥에 까는 발판 중에 지압식 발판이 있는데, 그런 것을 발 밑에
두고 항상 발바닥을 자극한다든지, 식사할 때와 마찬가지로 콩자루를
만들어 변기 아래에 두고 밟으면 큰 일을 보는 데 도움이 된다. 특히 대장
상응 부위를 중점적으로 자극해준다. 콩자루를 두기가 여의치 않다면
골프공을 발 밑에 두고 대장 상응 부위를 꾹 눌러줘도 좋다. 이때 봉을
이용해 4초씩 지그시 점을 찍듯이 눌러주면 더욱 좋다.

3

누구보다 예뻐지는
뷰티 발마사지

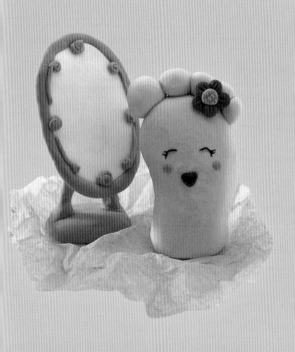

매끄러운 피부를 원할 때

피부 미인이 진짜 미인이라는 말이 있다. 아무리 이목구비가 뚜렷하고 예쁘다고 해도 피부가 받쳐 주지 못하면 미인의 조건에서는 큰 결점. 반면 화려하게 꾸미지 않아도 우윳빛의 맑고 고운 피부를 가진 사람을 보면 한 번 더 돌아보게 된다. 피부에 대한 관심은 요즘은 남성들에게까지 확대되어 정기적으로 전문 피부관리실을 찾거나 집에서 아내로부터 피부 마사지 서비스를 받는 가장도 늘고 있을 정도이다.

그러나 현대인의 생활환경은 피부건강에 결코 바람직하지가 않다. 주 생활공간인 아파트나 사무실 내부의 순환되지 않는 공기, 과도한 냉방이나 난방, 잦은 사우나, 목욕 등은 모두 피부를 지치고 건조하게 한다. 뭐니 뭐니 해도 피부의 가장 큰 적은 바로 인력으로는 어쩔 수 없는 세월. 젊은 시절 팽팽했던 얼굴과 윤기 흐르던 피부도 중년이 되면서 주름이 지고, 거칠어지고 건조해지며 검버섯이나 검은 얼룩 같은 점들이 많이 생기면서 피부는 점차 탄력을 잃어 간다.

이와 같이 나이가 듦에 따라 피부가 탄력을 잃어 가는 것은 어쩔 수 없지만 생활습관만 고쳐도 노화 속도를 크게 늦출 수 있다. 건강한 피부는 원래 타고나기도 하지만 생활습관의 영향도 무시할 수 없기 때문이다. 발마사지를 습관화하면 피부 노화를 막고 탄력을 지켜 주는 데 도움이 된다. 발에서 피부 미용에 해당되는 부위는 발뒤꿈치이다. 발뒤꿈치는 생식선의 반사 부위로 내분비의 균형을 잡는 곳이다. 특히 성호르몬 중 여성호르몬인 에스트로겐은 피부를 촉촉하고 탱탱하게 해 주며 뽀얀 피부를 만들어 준다.

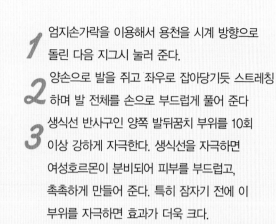

1 엄지손가락을 이용해서 용천을 시계 방향으로 돌린 다음 지그시 눌러 준다.

2 양손으로 발을 쥐고 좌우로 잡아당기듯 스트레칭 하며 발 전체를 손으로 부드럽게 풀어 준다

3 생식선 반사구인 양쪽 발뒤꿈치 부위를 10회 이상 강하게 자극한다. 생식선을 자극하면 여성호르몬이 분비되어 피부를 부드럽고, 촉촉하게 만들어 준다. 특히 잠자기 전에 이 부위를 자극하면 효과가 더욱 크다.

4 발 안쪽 자궁 반사 부위를 B봉으로 자극한다.

5 발 바깥쪽 난소 부위를 A봉으로 자극한다.

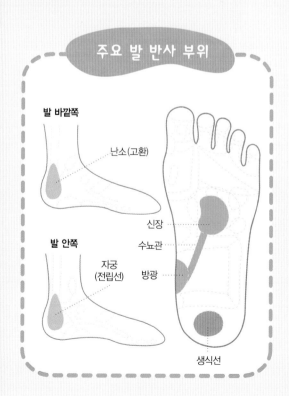

주요 발 반사 부위

발 바깥쪽
난소(고환)
신장
수뇨관
방광

발 안쪽
자궁(전립선)
생식선

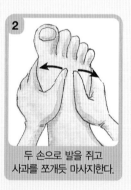

두 손으로 발을 쥐고 사과를 쪼개듯 마사지한다.

발뒤꿈치 부위의 생식선 반사구를 강하게 자극한다.

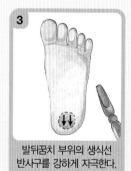

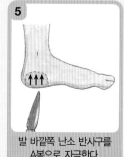

발 안쪽 자궁 반사구를 B봉으로 자극한다.

발 바깥쪽 난소 반사구를 A봉으로 자극한다.

다이어트가 필요할 때

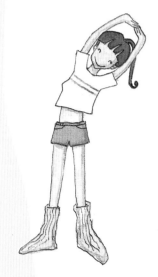

다이어트 열풍이 불고 있다. 어린 학생부터 중년 아저씨에 이르기까지 전 국민이 마치 살과 전쟁을 하고 있는 듯하다.

살을 뺐다 싶으면 그 자체가 큰 화제가 된다. 연예인들의 경우 인기도 새로 얻고 수없이 토크쇼에 불려 나가 자신들의 비법을 들려주어야 한다. 그야말로 다이어트에 모두 목숨을 걸었다고 해도 과언이 아닐 정도이다.

이렇게 다이어트 열풍이 부는 것은 아름다운 외모를 만들기 위한 것이다. 미의 기준이 지나치게 외모 중심으로 흐르고 있다는 지적도 있지만 그래도 다이어트는 우리 생활 속에서 빼놓을 수 없는 필수항목이 되어 버렸다.

그렇다면 좀 더 효율적이고 건강하게 할 수 있는 다이어트는 없을까. 돈도 안 들고 특별한 도구도 필요 없어 누구나 할 수 있는 손쉬운 다이어트 방법이 바로 발마사지이다. TV를 보면서, 책을 읽으면서도 할 수 있기 때문에 바쁜 생활 속에서 따로 시간을 내지 않고도 다이어트가 가능하다. 특히 몸 전체의 대사가 나쁜 비만 체질의 경우 신진대사를 원활하게 하는 반사대를 자극하면 살이 빠지기 쉬운 체질로 변하기도 한다. 또, 발바닥을 힘껏 주무르는 것만으로 피부가 고와지고, 피로도 풀 수 있다.
따라서 잠들기 전 10분만 발마사지를 해 주면
살도 빠지고 피로도 풀며 예뻐지기까지 하는
일석삼조의 효과를 볼 수 있다.

갑상선

소장

1 갑상선 반사대를 엄지손가락으로 부드럽게
   쓸어올린다.

2 발가락에 손가락을 깍지 끼듯 끼고 한쪽
   손으로는 발목을 잡고 50회 정도 빙글빙글 돌려
   준다.

3 가스가 차서 영양흡수가 잘 안 될 때 소장 반사
   부위인 발바닥 가운데 아랫부분을 자극하면
   효과가 있다. 가스 배출이 잘되고, 영양분이
   대사로 산화되어 살을 빼는 데도 도움이 되는데,
   물만 먹어도 살이 찌는 체질이라고 생각되는
   사람에게 효과적이다.

4 발마사지를 하고 나면 혈액순환이 활발해지면서
   몸속에 남아 있는 노폐물들이 일어나 혈액이
   탁해질 수 있다.
   이때 따뜻한 물이나 차를 마시면 이런 노폐물을
   원활하게 배출하는 데 효과가 있다. 찬물은
   혈액순환을 악화시킬 수 있으므로 마시지 않는다.

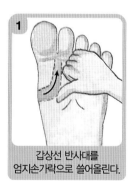

1 갑상선 반사대를
엄지손가락으로 쓸어올린다.

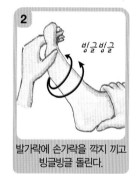

2 빙글빙글

발가락에 손가락을 깍지 끼고
빙글빙글 돌린다.

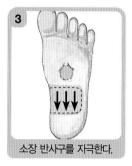

3 소장 반사구를 자극한다.

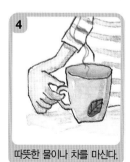

4 따뜻한 물이나 차를 마신다.

누구보다 예뻐지는 뷰티 발마사지

기미·주근깨가 심할 때

아름다운 피부를 갖고 싶은 여성에게 기미·주근깨는 공포의 대상이다. 특히 기미는 나이가 들면서 생기는 경우가 많아 청춘이 가고 있음을 실감하게 하는 반갑지 않은 손님이기도 하다.

기미가 생기는 원인은 아직까지 정확하게 밝혀지지는 않았지만 햇빛을 많이 쬐거나 유전적 소인, 임신 등이 원인으로 꼽히며 피임약 복용도 관련이 있는 것으로 알려져 있고 화장품 부작용으로도 발생할 수 있다.

기미는 햇빛에 쉽게 노출되는 부위에 주로 생기는데, 햇빛이 강한 봄, 여름에 심해지다가 겨울에는 많이 옅어지는 것으로 보아 햇빛을 쬐는 것이 기미를 악화시키는 가장 중요한 원인임을 알 수 있다. 따라서 햇빛을 차단하는 것이 기미의 치료와 예방에 가장 중요하다. 전문가들은 햇빛이 뜨거운 오전 10시부터 오후 2시 사이에는 활동을 가급적 피하고 챙이 넓은 모자나 양산을 쓰며 자외선 차단제를 발라서 햇빛으로부터 피부를 보호해 주어야 한다고 경고한다. 이 외에도 피임제 등은 기미를 악화시킬 수 있으므로 만약 기미가 심해진다면 복용을 중단하고, 비타민 C를 먹거나 휴식을 취할 것을 권한다.

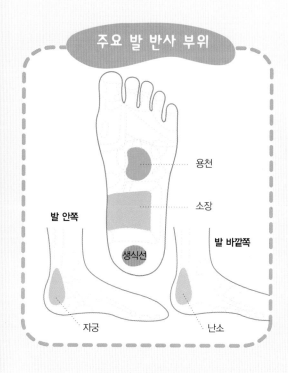

용천

소장

발 안쪽

발 바깥쪽

생식선

자궁

난소

1 A봉으로 기본 반사구를 차례로 자극한다.

2 생식선 반사구인 뒤꿈치를 자극하면 호르몬 분비를 원활하게 도와주어 기미·주근깨를 예방해 주는 효과가 있다. 이 반사구는 피부가 단단한 부분이므로 B봉으로 강하게 쓸어 준다.

3 B봉을 이용해 발 안쪽의 자궁 반사구와 바깥쪽의 난소 반사구를 자극해 준다.

4 소장 반사구를 쓸어내리면 신진대사가 활발해져 피부가 맑아진다.

기미와 함께 깨끗한 피부의 적인 주근깨는 태양광선 노출 부위인 얼굴, 앞가슴, 손등 등에 작은 갈색의 반점이 불규칙하게 흩어져 나타나는 피부질환이다. 나이와 상관없이 얼굴에 가장 흔하게 생기는데 특히 코, 뺨, 눈 밑 부위에 뚜렷하게 나타난다. 주근깨는 유전성 피부질환의 하나로 5세 이후 소아기에 발생되어 사춘기 전후에 가장 심하게 나타나고 그 후 서서히 감소하는 경향을 보이지만 사람에 따라서는 성인기까지 남아 있는 경우도 있다.

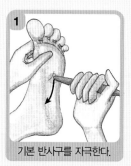

기본 반사구를 자극한다.

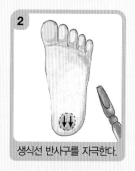

생식선 반사구를 자극한다.

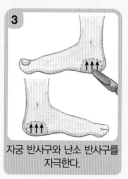

자궁 반사구와 난소 반사구를 자극한다.

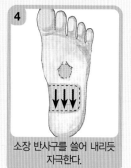

소장 반사구를 쓸어 내리듯 자극한다.

여드름이 심해 고민일 때

혈기 왕성한 청소년 시절에 누구나 한 번쯤 얼굴에 난 여드름 때문에 고민한 경험이 있었을 것이다. 여드름은 보통 사춘기에 시작해서 극성을 부리게 되는데 그 이유는 바로 사춘기에 분비되기 시작하는 '안드로겐' 이라는 남성호르몬 때문이다. 피지선에 작용하여 피지의 생성을 촉진시키는 안드로겐은 남성호르몬이지만 부신에서도 분비되기 때문에 남녀 구분 없이 분비되며, 여성은 그 정도가 좀 덜한 편이다

간혹 이 청춘의 심볼을 달지 않고 곱고 매끄러운 피부로 사춘기를 거치는 사람도 있는데 그것은 사람마다 안드로겐에 대한 피지선의 반응 정도가 다르기 때문이다. 즉 지성피부를 타고난 사람의 피지선은 같은 양의 안드로겐에 대해 건성이나 중성의 피부를 가진 사람보다 훨씬 더 민감하게 반응한다는 것이다. 젊은 여성들 중에는 20, 30대 이후에도 계속 여드름이 나는 사람이 있다. 남들은 '아직도 청춘' 이라며 놀리기도 하지만 이 시기에 생기는 여드름은 대개 호르몬 분비와 관련된 것이 많다. 주로 입 둘레에 잘 생기고 배란일 즈음에 심해지고 생리가 끝나면 좋아지기도 한다.

흔히 어른들이 시집가면 낫는다는 말을 하는 것도 호르몬과의 상관관계 때문이다. 여드름 역시 발반사를 통해서 각 장기의 흐름을 건강하게 하고 혈액순환을 원활하게 해 주면 고민을 덜 수 있다.

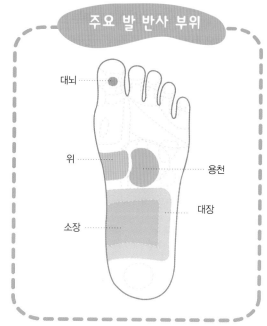

주요 발 반사 부위

대뇌

위

용천

대장

소장

1 기본 반사구인 신장-수뇨관-방광을 A봉으로 자극한다.

2 지압봉을 양손으로 잡고 발목부터 무릎 밑까지 종아리 안쪽, 바깥쪽, 뒤쪽으로 3회씩 발에 고여 있던 혈액을 끌어 올린다.

3 대뇌 반사구인 엄지발가락 부위를 엄지손가락이나 봉으로 수회 미끄러지듯이 자극한다.

4 위장과 소장, 대장 반사구를 A봉으로 4초씩 자극한 후 손으로 마사지해 풀어 준다.

5 기본 반사구를 자극한 후에 발목부터 무릎까지 안쪽 발에 고여 있던 혈액을 끌어 올려준다.

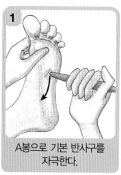

1 A봉으로 기본 반사구를 자극한다.

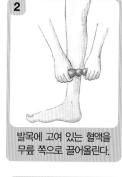

2 발목에 고여 있는 혈액을 무릎 쪽으로 끌어올린다.

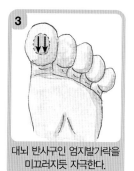

3 대뇌 반사구인 엄지발가락을 미끄러지듯 자극한다.

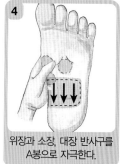

4 위장과 소장, 대장 반사구를 A봉으로 자극한다.

날씬한 다리를 갖고 싶을 때

여성의 신체 중 가장 많이 노출되는 부위는 무릎에서 종아리, 발목으로 이어지는 부분이다. 그래서 대부분의 여성들이 아름다운 다리를 만들기 위해 시간이 날 때마다 맥주병으로 문질러도 보고 열심히 다리운동을 해 보지만 늘씬한 다리를 갖는 것은 쉬운 일이 아니다. 특히 종아리에 있는 근육 중 흔히 알통이라고 불리는 내측 비복근이 과다하게 발달된 사람들이 많다. 이런 경우 종아리 둘레가 굵어 보이고 다리가 짧아 보일 뿐만 아니라 굽이 높은 구두를 신거나 계단을 올라갈 때 보기 싫은 알통이 강조되어 부드럽고 아름다운 곡선을 잃게 된다.

날씬한 다리는 보기에 아름답기도 하지만 건강의 척도이기도 하다. 다리만 봐도 어디가 나쁜지 알 수 있기 때문이다. 이를테면 발이 쉬 붓고 신발이 작아지며 발과 다리가 쑤시고 무거운 데다가 종아리까지 굵어진다면 혈액순환이 원활하지 않다는 증거이다. 혈액순환 이상으로 지방이 아래로 축적되기 때문에 다리가 굵어지는 것이다. 지금부터라도 발반사요법으로 꾸준하게 관리해 날씬한 다리를 만들어 보자.

주요 발 반사 부위

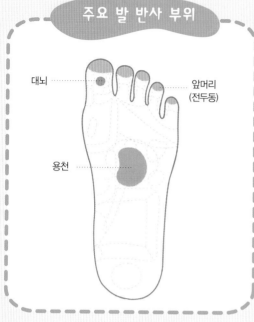

대뇌

앞머리
(전두동)

용천

1 대뇌 반사구를 A봉을 이용하여 4초씩 3회 자극한다.

2 B봉을 이용하여 앞머리 반사구를 4초씩 3회 자극한다.

3 용천을 엄지손가락의 지문 부위로 꾹꾹 누른 다음 발 전체를 양손으로 잡고 사과를 쪼개듯 부드럽게 풀어 준다.

4 지압봉의 양 끝을 잡고 종아리의 정면, 측면, 뒷면을 각각 3회씩 부드럽게 쓸어올린다.

이렇게 하면 발과 종아리 부위에 울체되어 있는 혈액을 무릎 위 쪽으로 이동시켜 좋은 혈액은 심장으로 가게 하고 노폐물은 신장으로 이동시키는 효과가 있다.

5 발과 다리에 발 크림을 발라 마사지한 후 랩이나 붕대로 종아리를 가볍게 감싼다. 30분 정도 지나면 푼다.

1
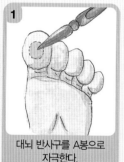
대뇌 반사구를 A봉으로
자극한다.

2
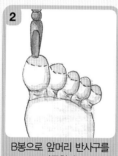
B봉으로 앞머리 반사구를
자극한다.

3
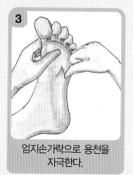
엄지손가락으로 용천을
자극한다.

3-1
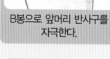
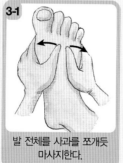
발 전체를 사과를 쪼개듯
마사지한다.

4
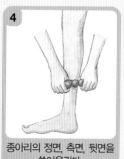
종아리의 정면, 측면, 뒷면을
쓸어올린다.

5
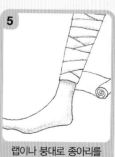
랩이나 붕대로 종아리를
30분 정도 감아 둔다.

탱탱한 피부를 원할 때

비만은 보기에도 좋지 않지만 만병의 근원이 되기도 한다. 특히 30, 40대 이후의 비만은 각종 성인병의 원인이 되기도 한다. 과거에는 배가 불룩하게 나오면 '사장님 배' 라고 자랑 삼았다지만 그것은 호랑이 담배 피우던 시절 이야기이다. 허리 둘레가 늘어나는 만큼 병에 걸릴 위험도 높아진다.

젊었을 때는 날씬한 버들가지 같았는데, 아이를 낳고 살림하면서 몸이 통나무같이 퍼지면 인생이 다 서글퍼진다. 마음에 드는 옷을 한 벌 사려고 해도 맞는 사이즈가 없다는 말에 발길을 돌려야 하고, 아이들도 창피하다며 뚱뚱한 엄마가 학교에 오는 것을 달가워하지 않는다. 남편도 식사할 때마다 눈치를 주는 것 같고, 사람들 앞에 나서기도 꺼려진다. 이러다 보면 자신감을 잃게 되어 매사에 무기력한 사람이 되기 쉽다.

건강을 챙기는 것은 물론, 젊음과 자신감을 되찾기 위해서는 무엇보다 균형 잡힌 식사와 적절한 운동이 필요하다. 여기에 비만 예방을 위한 발마사지를 겸한다면 건강과 아름다움이라는 두 마리 토끼를 잡을 수 있을 것이다.

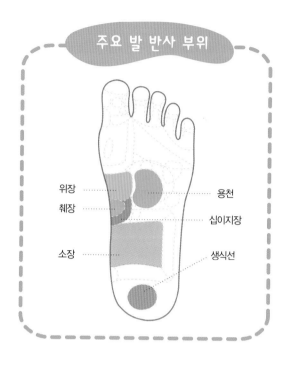

주요 발 반사 부위

위장
췌장
소장
용천
십이지장
생식선

4 생식선 부위인 뒤꿈치와 발 내측, 외측 반사구를 지압봉으로 미끄러지듯 자극한다. 9회씩 3회 반복한다.

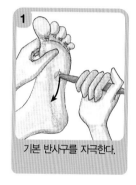

기본 반사구를 자극한다.

1 A봉으로 신장-수뇨관-방광-요도 순으로 기본 반사구를 자극한다.

2 소화기계통 반사 부위를 자극한다. 위장, 췌장, 십이지장의 반사 부위를 각각 4초씩 3회 자극한 후 풀어 준다. 그 다음에 위장에서 십이지장 부위까지 위에서 아래로 9회 이상 쓸어 주다가 덩어리가 느껴지면 부드럽게 풀어 주면서 자극한다.

3 용천에서 소장 반사 부위까지 3회 이상 쭉 내려간다. 소장에 가스가 많이 차 있다면 이때 트림이 날 수 있다. 덩어리가 있으면 가스가 많다는 증거이므로 여러 번 자극해 준다. B봉으로 다시 용천에서 소장까지 위에서 밑으로 가볍게 훑어 주고 손으로 마사지하여 풀어 준다.

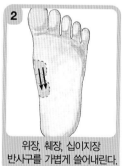

위장, 췌장, 십이지장 반사구를 가볍게 쓸어내린다.

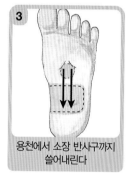

용천에서 소장 반사구까지 쓸어내린다

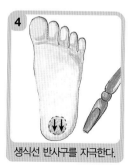

생식선 반사구를 자극한다.

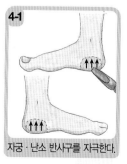

자궁·난소 반사구를 자극한다.

얼굴의 부기를 빼고 싶을 때

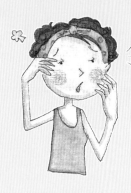

스트레스나 과로로 인해 피로를 느끼게 되면 얼굴이 붓는다. 아침에 일어났을 때 눈을 뜰 수 없을 정도로 얼굴이 부어 있으면 그것처럼 속상한 일도 없다. 얼굴이 붓는다는 것은 피부나 몸이 아주 피곤한 상태로 지쳐 있음을 말하는 것으로, 흘러가야 할 림프액이 한 곳에 모여 있거나 세포와 세포 사이의 수분의 양이 증가해 생기는 증상이다.

부기를 빼고, 부기를 막아야 하는 이유는 건강을 위해서이기도 하지만 이것이 노화와 큰 얼굴을 만드는 데 일조하기 때문이다. 부기를 빼지 않으면 그 부기가 살이 되어 얼굴이 커지고 노화를 재촉하게 된다.

부기의 주요 원인은 각종 피로와 스트레스, 잘못된 생활 습관들이다. 아침에 일어났을 때 얼굴이 부었다 싶으면 양손 손가락을 이용해 마사지해 보자. 우선 열 손가락을 아래위로 움직이면서 근육을 자연스럽게 풀어 준다. 그런 다음 열 손가락에 약간 힘을 주어 얼굴 상단부터 목 부분까지 손가락 지문 부위로 튕겨 준다. 이때 손톱에 긁히지 않도록 주의한다. 간단한 얼굴 근육 운동도 좋다. 이 방법은 부기를 뺄 수 있을뿐더러 얼굴과 턱의 살을 뺄 수 있는 방법이기도 하다. 입을 크게 벌렸다 오므렸다를 반복하면서 얼굴 살이 가볍게 당길 정도로 입을 오른쪽, 왼쪽, 위, 아래로 움직이기를 반복한다. 발 반사를 통해서도 평소 몸의 부기를 예방할 수 있다. 이때는 발 반사 부위 중 림프 마사지를 해준다. 림프 마사지는 세포 조직의 수분과 독소를 운반하고 제거하는 림프계의 흐름을 원활하게 하기 위한 것. 피로로 얼굴이 붓는 것은 흘러가야 할 림프액이 한 곳에 고여 있는 것이므로 이 마사지를 하면 림프가 제 방향으로 제대로 흐르게 된다.

림프 마사지를 할 때는 일반 마사지를 할 때보다 손에 힘을 적게 주고 손가락 전체로 천천히 마사지한다. 또한 마사지를 해 주어야 하는 각 부분당 5회 정도 지그시 눌러 주는 것도 잊지 않도록 한다.

1. A봉을 이용하여 신장 반사구를 4초씩 3회, 수뇨관을 미끄러지듯 10회 이상, 방광 부위를 4초씩 3회 누른다.

2. 용천에서 소장, 대장까지 수직으로 4초씩 3회 반복하여 누른다.

3. 발등과 복사뼈 둘레에 있는 임파선 반사구를 쓸어올린다. 이때 크림을 충분히 바른다.

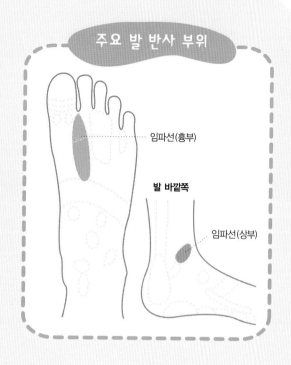

주요 발 반사 부위

임파선(흉부)

발 바깥쪽

임파선(상부)

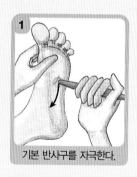

1 기본 반사구를 자극한다.

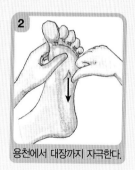

2 용천에서 대장까지 자극한다.

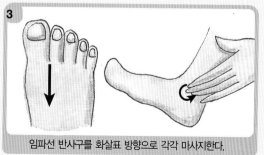

3 임파선 반사구를 화살표 방향으로 각각 마사지한다.

지하철에서
까치발로 서 있기

지하철은 도시인에게 가장 편리한 교통 수단이다.
차가 밀릴 염려가 없어 복잡한 시내를 다닐 때 많은 사람들이 지하철을
이용한다. 사람이 많지 않은 시간에 자리를 잡고 앉으면 편안하고
쾌적하기까지 하다. 이렇게 황금 같은 조건을 갖춘 지하철 안에서 발을
움직여보지 않으면 손해.
출퇴근 시간에 사람이 많을 때도 멍하니 사람들 틈에 끼여 있다가
내리기는 시간이 너무 아깝다. 신문이나 책을 보기도 불편하고 그저
목적지까지 당도하기만을 기다리고 있기에는 지루하기도 하다.
이럴 때 사람들의 시선을 의식할 필요 없는 발 운동을 해 보면 어떨까?
지하철에서 서 있을 때는 발 끝에 힘을 주어 까치발로 서 본다.
발가락에 자극이 가해지고 혈액 순환에 도움이 되어 머리가 맑아진다.
특히 발가락을 자극하는 까치발은 건망증 해소에 좋다. 앉아 있을 때는
신발을 벗고 발을 겹쳐서 엄지발가락으로 용천을 꾹 눌러준다.
할 수 있다면 용천을 위에서 밑으로 쭉 훑어내려준다. 특히 다리가 부었을
때 이렇게 하면 부기가 가라앉는다. '사람들이 쳐다보는데 어떻게…'
할지 모르나, 주위 사람들에게 역한 냄새를 풍기지만 않는다면 가능하다.
내 건강 내가 지키겠다는데, 그런 시선 쯤은 넉넉하게 받아 넘기자.

4

조금 걱정되는
증상별 발마사지

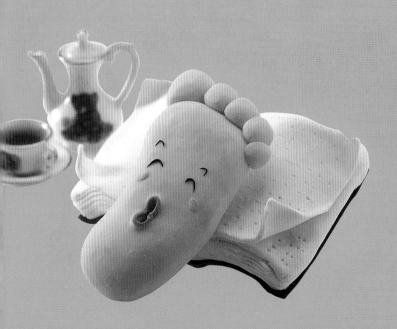

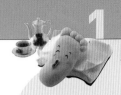
가슴이 답답할 때

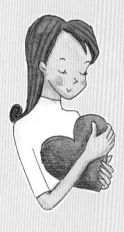

조금만 피곤해도 안면이 창백해지고 무기력해질 때, 잠을 못 이루게 되고 설령 잠이 들었다 해도 꿈에 시달리면서 잘 놀라며 기억력이 떨어질 때, 또 갈증이 심해지고 식욕부진을 느끼며 피로감과 함께 가슴이 답답해지는 증상이 나타날 때는 대개 심장기능 이상을 생각해 볼 수 있다.

심장은 혈액 속에 있는 산소를 포함한 각종 영양물질을 전신의 모든 조직과 장기에 공급해 주는 막중한 책임을 담당하고 있는 중요한 장기 중의 하나다. 그래서 일찍이 한의학에서는 심장이 오장육부를 관장하며 생명의 유지에 직결되기 때문에 인체의 모든 장기 중에서도 가장 중요한 장기로 파악하고 있다.

심장기능이 허약해지면 항상 불안하고 초조하며 마음이 편치 않게 되면서 각종 신경성 질환으로 고생하게 된다. 이들 증상은 스트레스를 많이 받거나 신경이 날카로워지면 더욱 심화되는 특성을 보이며 남에 비해 유독 신경이 날카롭거나 예민한 사람에게서 자주 나타나는 경향이 있다. 이는 심장이 정신계와 밀접한 관계를 맺고 있기 때문이다.

평소 생활 속에서 심장기능을 강화시키기 위해서는 음식섭취에 주의를 기울여야 한다. 소식을 하는 것이 중요한데, 특히 저녁식사의 경우 가볍게 소량 먹는 것을 습관화해야 한다. 생활습관 개선 외에 발마사지가 심장강화에 효과가 있다는 것은 잘 알려져 있다. 발을 제2의 심장이라고 하는 것은 몸의 제일 아래에서 심장이 맡고 있는 다양한 기능을 하기 때문이다. 따라서 발마사지를 꾸준히 하면 심장기능의 약화로 생기는 가슴이 답답한 증상을 해소할 수 있다.

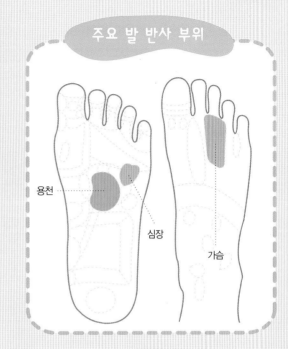

주요 발 반사 부위

용천

심장

가슴

1 신장-수뇨관-방광 반사구를 지그시 4초씩 누른다. 3회 반복한다.

2 왼발 넷째 발가락 아랫부분의 심장 반사구를 4초씩 3회 지그시 눌러 준다.

3 발 스트레칭 기법을 이용하여 발등에서 사과를 쪼개듯이 발 전체를 잡고 스트레칭해 준다.

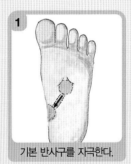

기본 반사구를 자극한다.

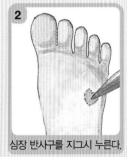

심장 반사구를 지그시 누른다.

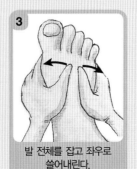

발 전체를 잡고 좌우로 쓸어내린다.

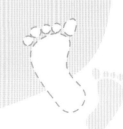

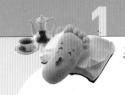
간이 좋지 않을 때

언제부터인가 아침에 일어나기가 힘들다. 서둘러 회사에 출근하긴 해도 점심 시간을 넘어서면 벌써 나른하고 졸음이 쏟아진다. 몸이 피곤하다고 느끼는 것은 우리 몸이 보내는 일종의 경고이다. 즉 이제 몸과 마음이 쉬어야 할 때가 되었다든지 몸에 무언가 이상이 있으니 잘 살펴보아야 한다는 신호이다.

이런 경우 병원에 가면 흔히 간이 많이 나빠졌다는 진단을 받기 쉽다. 몸의 피로 증상과 간이 많은 관련이 있기 때문이다.

간은 인체에 중요한 각종 대사작용을 총괄하기 때문에 '인체의 화학공장' 이라는 별칭을 가지고 있다. 또한 간은 혈류량의 생리적 변화에 대응하여 스펀지처럼 '쿠션' 역할을 수행하기 때문에, 제 2의 심장으로 불리기도 한다. 따라서 간이 나빠지면 피로감 및 위약감, 식욕감퇴 및 구역, 소화불량, 상복부 불편감, 가려움증 같은 증상들이 나타날 수 있다. 피곤할 때 마시는 한 잔의 술은 피로회복제로 작용할 수 있으나 우리 몸의 처리 능력을 벗어나는 주 3회 이상의 음주는 지방간이나 알코올성 간질환 같은 건강상의 문제와 만성피로의 원인이 된다. 또한 흡연은 산소 섭취량을 제한하므로 피로를 느끼게 하는 주범이다. 피곤한데 운동을 하게 되면 더 힘들어지지 않나 걱정을 하는 사람도 많은데 결코 그렇지 않다. 운동은 육체적 건강뿐 아니라 정신적인 활력도 가져다 주며 피로의 원인이 되는 스트레스를 한번에 날려 버릴 수 있는 묘약이다.

운동과 함께 발마사지도 간 기능을 향상시킬 수 있는 좋은 방법이다. 간 기능을 개선시키기 위해서는 평소 오른발에만 있는 간장 부위를 자극하고 여기에 식욕촉진을 위해 위와 흉추도 함께 자극한다.

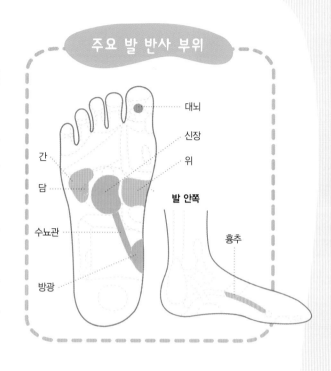

주요 발 반사 부위

대뇌
신장
위
간
담
발 안쪽
수뇨관
흉추
방광

1 신장–수뇨관–방광을 4초씩 3회 자극한다.

2 간의 자연 치유력을 높이기 위해 오른발의 간과 담 반사 부위를 원을 그리듯 자극한 다음 10초 이상 3회 정도 지그시 눌러 준다.

3 발등에서 사과를 쪼개는 듯한 자세로 발 전체를 잡고 스트레칭해 준다. 식욕 촉진을 위해 위 반사구와 흉추 반사구를 함께 자극한다.

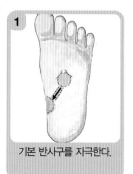

1

기본 반사구를 자극한다.

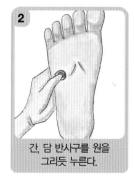

2

간, 담 반사구를 원을 그리듯 누른다.

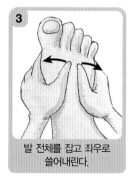

3

발 전체를 잡고 좌우로 쏠어내린다.

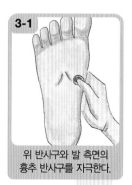

3-1

위 반사구와 발 측면의 흉추 반사구를 자극한다.

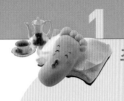
고혈압이 걱정될 때

고혈압은 뚱뚱한 사람들이나 걸리는 질환으로 알고 있는 경우가 많다. 그러나 서양인에 비해 비만도가 상대적으로 낮은 우리나라에도 고혈압 환자가 많다. 음식을 유독 짜게 먹는 우리나라 사람들의 식습관이 원인이다.

고혈압이란 말 그대로 혈관에 흐르는 혈액의 압력이 높은 경우를 말하는데, 우리나라 성인 인구의 1/5 정도가 고혈압을 가지고 있다는 통계가 있다. 주된 원인은 유전, 스트레스, 비만, 염분의 지나친 섭취 등이 꼽힌다.

고혈압은 그 자체도 무섭지만 심장병, 뇌졸중, 신장병 등 합병증을 몰고 오기 때문에 더욱 두려운 병이다. 특히 40대 이상, 연령이 높아질수록 발병률이 높기 때문에 젊어서부터 조심해야 한다. 고혈압과 뇌졸중은 염분의 과다 섭취와 밀접한 연관이 있다. 염분의 하루 섭취량은 5~6g 정도면 충분한데 우리나라 사람들의 경우 하루 평균 섭취량이 12g 정도에 이른다.

고혈압을 방지하기 위한 몇 가지 방법을 소개하자면 다음과 같다. 체중감량, 규칙적인 운동, 과다한 염분 섭취나 알코올 섭취는 피하고 지방질이 많은 음식은 피하는 것이 좋다. 또한 콩류나 야채, 생선 등의 음식섭취는 늘리는 것이 좋다.

고혈압이 있을 경우 발 반사요법을 하면 도움이 되는데 먼저 발을 따뜻한 물에 10분 정도 담가 발을 따뜻하고 편안한 상태로 만들어 놓은 후 각 반사구에 반사요법을 실시하면 좋다.

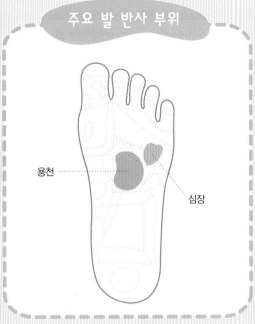

주요 발 반사 부위

용천 ·········

··········· 심장

1 먼저 발을 따뜻한 물에 10분 정도 담가 각탕을 한다. 발을 따뜻하고 편안하게 한 상태에서 발 반사요법을 하는 것이 좋다.

2 양손 엄지 손가락으로 용천을 수회 누른다. 그런 다음 발 전체를 손으로 부드럽게 풀어 준다.

3 왼쪽 발바닥의 넷째 발가락과 새끼발가락 사이가 심장의 반사구인데 이곳을 발가락 쪽으로 여러 번 눌러준다.

4 양 손을 이용해 사과를 쪼개듯 발 전체를 스트레칭한다.

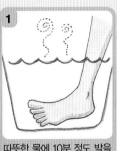

따뜻한 물에 10분 정도 발을 담근다.

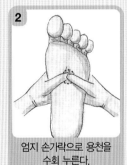

엄지 손가락으로 용천을 수회 누른다.

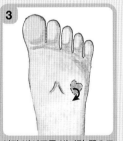

심장 반사구를 발가락 쪽으로 눌러준다.

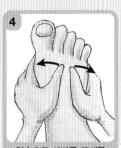

양손으로 사과를 쪼개듯 발 전체를 쓸어내린다.

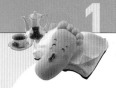
저혈압이 걱정될 때

혈압이란 피가 혈관벽에 가하는 압력을 말한다. 혈압은 심장이 피를 온몸으로 짜보내는 힘과 혈관 내의 피의 양과 혈관이 가지는 저항력에 의해 결정이 된다. 적당한 정도의 혈압이 유지될 때 피는 혈관을 통하여 우리 몸 구석구석으로 전해질 수 있다. 이렇게 흘러 간 피는 간이나 신장, 뇌 같은 각 조직이나 기관에 산소를 공급해 줌으로써 우리가 정상적인 활동을 할 수 있게 한다. 저혈압은 혈관벽에 가해지는 압력이 정상보다 떨어진 상태로 심장의 짜내는 힘이 떨어지거나. 혈관 속을 흐르는 피의 양이 줄거나, 아니면 혈관의 저항력이 떨어진 상태에서 발생한다.

저혈압 상태가 되면 우리 몸은 적정량의 피를 공급받지 못하게 되고, 그 결과 각 조직이나 기관에서 필요로 하는 산소가 모자라게 되어 건강에 치명적인 결과를 초래할 수 있다.

그러나 대부분의 사람들이 알고 있는 저혈압은 그냥 단순히 혈압이 다소 낮은 상태를 말하는 것으로 대개는 사망과는 직접 관계가 없다. 보통 어지럽거나 얼굴이 창백한 경우, 기력이 없는 경우에 혈압이 약간 낮다고

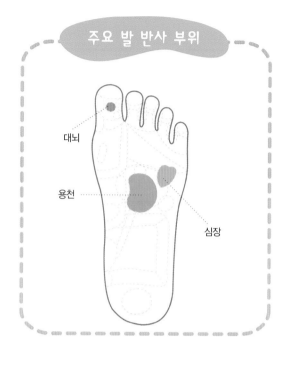

주요 발 반사 부위

- 대뇌
- 용천
- 심장

1 고춧가루 1/2티스푼을 혹은 겨자가루 넣은 따뜻한 물에 발을 담가 각탕을 하여 발을 편안한 상태로 만든다.

2 대뇌의 반사구인 엄지발가락을 A봉을 이용하여 원을 그리듯 자극해 준 다음 10초씩 3회 이상 지그시 눌러 준다.

3 용천 부분을 4초씩 3회 눌러 준다.

4 혈압을 조절하는 왼쪽 발바닥의 넷째 발가락과 새끼발가락 사이의 심장 반사구를 발 뒤꿈치 쪽으로 여러 번 세게 훑어내린다.

5 매일 20회씩 발목을 안쪽으로 돌리고 다시 바깥쪽으로 돌려 주면 효과적이다.

나오면 저혈압이라고 생각하는 사람이 많은데, 대부분은 스트레스나 과로 때문이며 이 정도의 저혈압은 의학적으로 문제가 되는 경우는 없다고 해도 좋다.

더구나 고혈압보다 저혈압이 더 위험하다는 것은 그야말로 속설일 뿐이다. 오히려 만성저혈압의 경우 동맥경화의 진행 속도가 늦어 평균수명이 10년 더 길다는 보고도 있다. '어지럼증' '팔다리 저림' '기력 없음' 등의 증상은 적절한 운동으로 해결할 수 있다. 또, 발 반사를 통해서도 저혈압을 개선시킬 수 있다.

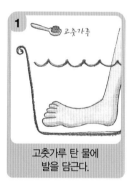

고춧가루 탄 물에 발을 담근다.

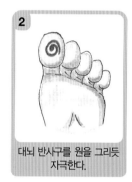

대뇌 반사구를 원을 그리듯 자극한다.

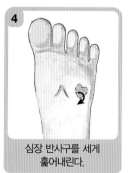

심장 반사구를 세게 훑어내린다.

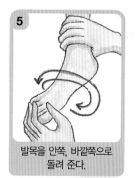

발목을 안쪽, 바깥쪽으로 돌려 준다.

골다공증이 염려될 때

요즘 중년여성들을 괴롭히는 흔한 질병 중의 하나가 골다공증이다. 골다공증은 정상적인 뼈에 비해 '구멍이 많이 난 뼈'를 가진 질병을 말한다. 이는 폐경, 노화 등의 여러 가지 원인에 의하여 발생하는데 경미한 충격에도 쉽게 골절을 일으키는 질환이다.

일반적으로 우리 몸의 뼈가 가장 단단해지는 즉, 최대 골량에 도달하는 시기는 30대 중반이다. 그 이후에는 뼈가 생성되는 양보다 흡수되어 없어지는 양이 더 많아지며, 점차 골 소실이 오게 된다. 그러나 대부분의 골다공증 환자들은 가벼운 외상에 의해 골절이 발생한 후에야 자신이 골다공증 환자라는 사실을 깨닫게 되기 때문에 평소에는 소홀하기 쉽다.

그러나 골다공증을 치료하지 않고 방치하면 요통, 허리가 구부러지는 신체의 변형, 신장의 감소, 쇠약, 무기력 등에 시달리게 된다. 골다공증을 예방하기 위해서는 칼슘 등 충분한 영양섭취와 지속적인 운동, 발 반사 요법 등이 좋다. 이를 시행하면 골다공증뿐만 아니라 전반적인 건강이 증진된다. 특히 발 반사법은 뼈를 튼튼하게 강화시켜 주기 때문에 골다공증 예방에 효과적이다.

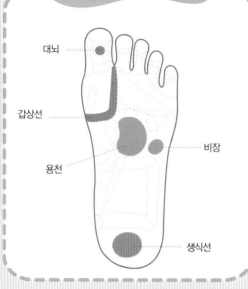

대뇌

갑상선

비장

용천

생식선

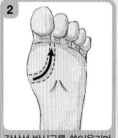

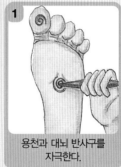

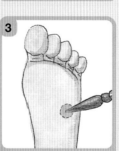

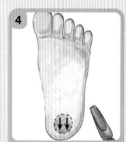

1 용천과 대뇌 반사구를 원을 그리듯이 자극해 준 다음 10초간 지그시 눌러 준다. 3회 반복한다.

2 갑상선 반사구를 엄지손가락으로 엄지발가락과 둘째 발가락 사이로 미끄러지듯 쓸어올리면서 자극해 준다. 이 반사구를 자주 자극해 주면 성장 호르몬을 형성시킬 뿐 아니라 뼈를 튼튼하게 강화시켜 주는 역할도 한다.

3 왼발에 있는 비장 반사구를 강하게 자극해 준다. 이 반사구 역시 골수를 튼튼하게 해 주는 역할을 한다.

4 여성호르몬을 촉진시켜 주기 위해 B봉을 이용하여 생식선 반사구인 발뒤꿈치를 화살표 방향으로 쓸어내려 준다.

1 용천과 대뇌 반사구를 자극한다.

2 갑상선 반사구를 쓸어올리며 자극한다.

3 비장 반사구를 A봉으로 강하게 자극한다.

4 B봉으로 생식선 반사구를 쓸어내린다.

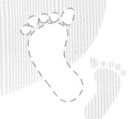

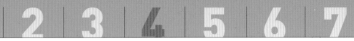
기억력이 떨어질 때

모 대기업의 박 모 이사(48)는 최근 직원들과 점심식사를 하고 회사에 들어오다 깜짝 놀랐다. 주요 거래처 임원이 로비에서 굳은 표정으로 서 있었던 것이다. 생각해 보니 바로 어제 식사 약속을 한 것을 깜빡했던 것이다. 박이사는 그날 휴대전화를 잊어버려서 연락도 못 받았는데 나중에 알고 보니 휴대전화는 주차장의 차 안에 있었다.

이처럼 나이가 들면서 방금 전에 했던 일도 깜빡깜빡하는 경우가 많다. 대부분의 사람들이 나이가 들면 당연히 기억력이 떨어지는 것으로 생각, 이를 대수롭지 않게 여기는 경우가 많다. 그러나 기억력도 자기 노력 여하에 따라서 좋아질 수 있다. 나이가 들면 기억력이 쇠퇴하기 때문에 정신건강도 점차 떨어진다고 생각하는 사람들이 많다. 그러나 전문가들은 "대뇌를 구성하는 신경세포 중에서 기억력을 담당하는 부위는 노화와 더불어 줄어들지만 신경세포와 세포를 연결해 주는 수상돌기는 지적 자극을 많이 받을수록 증가한다"고 말한다. 독서나 예술활동 같은 지적활동을 많이 하면 사물을 보는 종합적인 판단력이 오히려 젊을 때보다 좋아진다는 것.

따라서 책, 신문을 읽거나 바둑 등의 취미생활을 하면 뇌의 활동이 활발해지면서 뇌세포가 증가할 수 있다. 또한 스트레스와 피로를 적절히 풀고 1주 3회 이상 땀을 흘릴 정도로 운동하는 것도 뇌 발달에 도움이 된다.

한편 평소 발 반사 요법을 꾸준히 실시해 뇌의 기능을 활성화시키는 것도 기억력을 강화시키는 좋은 방법이다.

1 기본 반사구인 신장-수뇨관-방광을 3회 반복 자극한다.

2 기억력이 떨어질 때 뇌 반사구를 자극하여 활발하게 활동할 수 있게 도와주어야 한다.
앞머리 반사구인 전두동을 B봉을 이용하여 자주 자극해 준다.

3 두뇌를 원활하게 순환시킬 수 있도록 발가락의 뿌리까지, 전체를 자극해 준다.

4 대뇌 반사구인 엄지발가락을 4초씩 3회 세게 눌러 준다.

5 용천 부위를 4초씩 3회 이상 세게 눌러 준다.

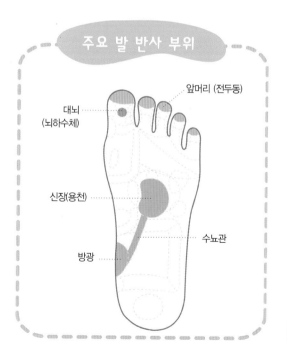

주요 발 반사 부위

대뇌 (뇌하수체)
앞머리 (전두동)
신장(용천)
수뇨관
방광

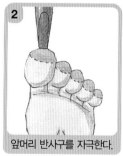

앞머리 반사구를 자극한다.

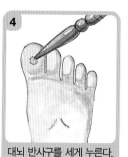

발가락을 뿌리까지 자극한다.

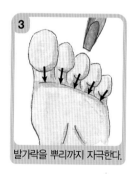

대뇌 반사구를 세게 누른다.

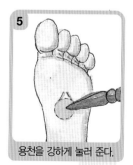

용천을 강하게 눌러 준다.

조금 걱정되는 증상별 발마사지

설사를 자주 할 때

보통 설사라고 하면 장의 소화흡수력이 떨어지고, 장내 수분전해질의 분비가 늘어나 배변 횟수가 증가하고 묽은 대변을 보는 것을 말한다. 또한 하루 한 번 보아도 대변 속에 물기가 많이 섞이거나 피 혹은 점액질이 섞여 있는 경우도 설사라고 말한다. 설사는 장에 염증이 생겼거나 변질된 음식을 먹었을 때, 차거나 소화되지 않는 음식을 먹었을 때, 배를 차게 하거나 찬물을 많이 마셨을 때, 먹은 것이 제때에 소화 흡수되지 못하고 짧은 시간에 장을 지나갈 때 생기기 쉽다.

급성 위장염일 경우, 설사 전에 소화가 되지 않거나 배가 묵직하다가 배가 끓으면서 물 같은 대변이 급히 나가는데 이때는 설사를 한두 번 하고 멎는 경우가 많다. 급성 대장염은 주로 왼쪽 아랫배가 아프며 적은 양의 변을 여러 번 자주 누며 때때로 피와 농이 섞인다. 그리고 변을 본 다음에도 뒤가 묵직한 느낌이 남는다.

급성 소장염일 때는 배꼽 주위가 아프면서 대변을 아침 일찍이 누는 것이 특징이다. 첫 대변은 좀 굳으나 다음 것은 물기가 많고 대변의 색이 붉은

148

편이라고 할 수 있다.

설사는 지사제를 먹거나 시간이 지나면 멎기 마련인데 개중에는 오랫동안 만성설사에 시달리는 사람들이 있다. 이런 경우는 주로 소장이나 대장, 간, 췌장 등에 질병이 있거나 이 밖에 여러 가지 전신질병이 있을 때이다. 특히 요즘은 스트레스, 음식, 환경변화 등에 따라 장이 자극받고 예민해져 소화불량을 일으키는 과민성장질환의 주 증상으로 설사가 나타나기도 한다. 설사가 나면 탈수로 연결되지 않도록 우선 빨리 멈추는 것이 중요한데, 임시처방으로 발 반사를 통해서 설사를 멈출 수 있다.

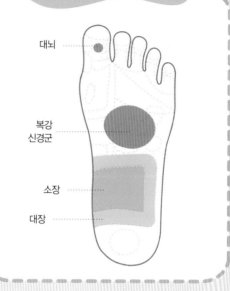

주요 발 반사 부위

대뇌
복강 신경군
소장
대장

1. 대뇌의 반사구를 아프지 않게 4초씩 꾹 눌러준다. 3~4회 반복한다,

2. 설사가 심할 때는 발 반사 부위 중 복강신경군 (소화계통)을 A봉을 이용해 자극해 준다.

3. 복통이 동반되는 경우에는 소장의 반사 방법을 용천에서 생식선 쪽으로 일직선으로 쓸어내리고 대장은 ㄷ(디귿자)모양으로 자극한다.

4. 스팀타월을 이용해 발을 감싸서 따뜻하게 한 다음 스트레칭 기법을 이용하여 사과를 쪼개듯 발 전체를 마사지해 준다.

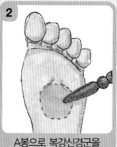

A봉으로 복강신경군을 자극한다.

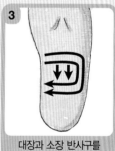

대장과 소장 반사구를 마사지한다.

스팀타월로 발을 감싸 따뜻하게 한다.

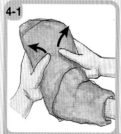

타월로 발을 감싸고 사과를 쪼개듯 스트레칭한다.

조금 걱정되는 증상별 발마사지

변비가 심할 때

Good Morning!

심각한 질병은 아니지만 오랫동안 증세가 지속되면 만병의 근원이 되는 것이 바로 변비이다. 달라진 생활환경 탓인지 요즘 들어 변비 환자가 많다. 일반적으로 변비를 진단하는 기준은 굉장히 애매하다. 3일에 한 번씩 배변을 해도 불편함을 못 느끼는 사람이 있는가 하면, 하루에 한 번씩 배변을 해도 잔변감을 느껴 불편함을 호소하는 사람도 있다.

변이 딱딱하거나 매일 배변을 해도 잔변감이 있을 때, 일주일에 2회 이하로 배변을 하거나 배변 중 한 번 이상 과도하게 힘을 주어야 하는 경우, 이들 중 두 가지 이상의 증상에 해당되면서 3개월 이상 지속되면 변비라고 할 수 있다.

노인의 경우는 장의 연동 운동을 주관하는 근육세포가 모자라서 변비가 오지만 어린이나 젊은 사람의 경우엔 섬유질이 많은 음식을 안 먹고 육식이나 인스턴트 식품을 주로 먹는 데서 변비가 생긴다. 특히, 요즘에는 젊은 여성에게 변비가 많은데 무리한 다이어트와 잘못된 식습관에서 오는 경우가 많다.

변비는 약물 등 인위적인 방법보다는 생활습관을 개선해서 치료하는 것이 가장 좋다. 식사는 거르지 않고 규칙적으로 하고, 하루에 8컵 이상의 수분을 섭취하고, 섬유질이 풍부한 음식(과일, 채소)을 섭취하는 습관을 기르도록 한다. 또 배변습관을 규칙적으로 하기 위해 아침식사 후 화장실 가는 습관을 들여 규칙적으로 장을 훈련시키도록 한다.
마지막으로 꾸준한 마사지를 통해 장을 튼튼하게 유지시켜 주는 것이 좋다.

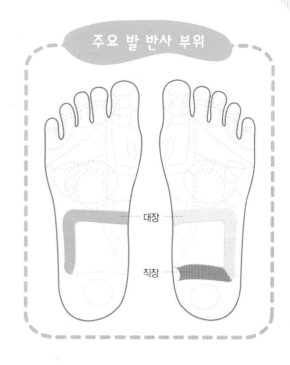

주요 발 반사 부위

대장

직장

1 따뜻한 물에 발을 5~10분 정도 담가 놓아 따뜻하고 편안한 상태로 만든다.

2 변비 해소에는 우선 소화기계통의 반사구를 자극해야 한다. 그러기 위해서는 발의 대장 반사구를 그림과 같은 순서로 자극한다.

3 왼발 발뒤꿈치와 발바닥 가운데 사이가 직장과 연결된 반사구이다. 이 부위를 4초씩 3회 정도 강하게 지압봉으로 자극하면 통증이 느껴지면서 변비가 치료되는 효과가 있다.

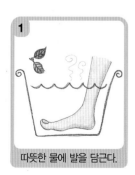

1

따뜻한 물에 발을 담근다.

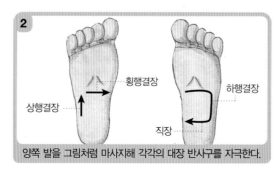

2

횡행결장

상행결장

하행결장

직장

양쪽 발을 그림처럼 마사지해 각각의 대장 반사구를 자극한다.

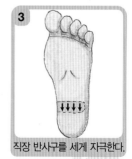

3

직장 반사구를 세게 자극한다.

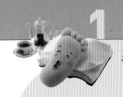

생리불순·생리통이 심할 때

여성은 일생 동안 약 35년간 (평균 14~49세) 420여 회의 생리를 한다고 한다. 생리에는 반갑지 않는 손님이 함께 온다. 생리통이 그것인데, 월경전증후군의 대표적인 증상이라고 할 수 있는 생리통은 치료를 하지 않고 방치하면 폐경기가 되기 전까지 생리 때마다 참기 어려운 고통을 겪을 수밖에 없다. 실제로 많은 여성들이 생리를 할 때 하복통이나 요통, 두통, 어깨 결림 등 여러 가지 불쾌한 증상으로 고통을 받는다. 생리통이나 생리불순은 난소나 자궁의 질환 때문에 생기기도 하지만 골반이나 내장의 이상으로 난소나 자궁이 압박을 받아 혈액순환이 안돼 일어나기도 한다. 따라서 생리통이나 생리불순이 심한 여성들은 가능하면 몸을 차지 않게 하고 특히 허리 부분을 따뜻하게 해 주어야 한다.

생리통은 주기적으로 겪는 일이다 보니 병으로 인식하지 않는 경우가 대부분이다. 그러나 전문의들은 생리통 등 월경전증후군이 심할 경우 반드시 의사와 상담할 것을 권하고 있다. 다만 일상생활에 지장이 없는 비교적 가벼운 증상이라면 발 반사요법이나 다른 민간요법으로 그 고통을 감소시킬 수 있다.

흔히 생리통이 있을 경우 진통제 등 약물을 통해 통증을 완화시키기도 하지만 발마사지 등 자연적인 방법을 쓰는 것이 장기적으로 신체 건강에 좋다.

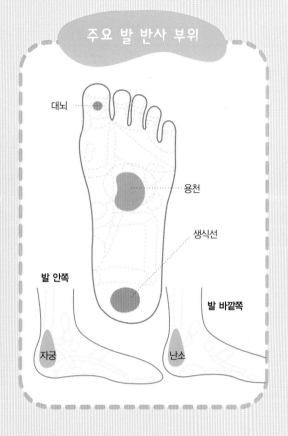

주요 발 반사 부위

대뇌

용천

생식선

발 안쪽

발 바깥쪽

자궁

난소

1 발 반사요법을 하기 위해서는 먼저 발을 따뜻한 물에 5~10분 정도 담가 발을 따뜻하고 편안한 상태로 만든다. 이때 쑥이나 로즈메리, 녹차를 넣은 물에 담그면 더욱 좋다.

2 신장(용천)을 자극하고 대뇌를 4초씩 3회 자극한다.

3 생식선 반사구는 발뒤꿈치이다. 발뒤꿈치는 각질이 두껍기 때문에 손 대신 B봉으로 가볍게 쓸어 내리는 것이 좋다.

4 발 안쪽에 있는 자궁 반사구와 바깥쪽 복사뼈 아래에 있는 난소 반사구를 그림과 같은 방향으로 엄지손가락을 구부려 2~3분 정도 긁듯이 자극한다.

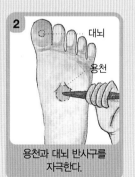

2

대뇌

용천

용천과 대뇌 반사구를 자극한다.

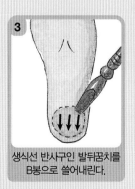

3

생식선 반사구인 발뒤꿈치를 B봉으로 쓸어내린다.

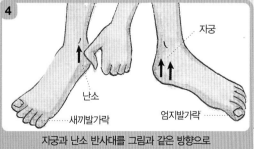

4

자궁

난소

새끼발가락

엄지발가락

자궁과 난소 반사대를 그림과 같은 방향으로 긁듯이 자극한다.

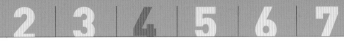

두통이 심할 때

하루 일과가 끝날 무렵이면 종일 직장과 학교에서 시달린 남편과 아이들, 쉴 새 없는 집안일을 마친 주부 등 가족 모두가 피곤하게 마련이다. 특히 뒷목이 뻣뻣하거나, 두통이 생겨 그야말로 손 하나 까딱할 힘조차 없는 경우도 많다. 피로가 쌓이면 신경이 예민해져 사소한 일에 짜증이 나기도 하고, 서로를 배려하려는 마음을 갖기가 쉽지 않다. 이럴 때 집안의 안주인이 나서서 식구들의 발을 한번 만져 보자. 간단한 지압만으로 가족 모두의 컨디션이 한결 좋아진다.

남편이나 아이들에게 엄마의 발도 좀 주물러 달라고 부탁하면 어떨까. 사랑의 손길이 오고 가면 집안 분위기도 좋아질 것이다. 게다가 피로가 풀려 다음 날 아침 가족 모두 거뜬히 일어나 활기찬 하루를 시작할 수 있어 더욱 좋다.

발에서 머리의 상응 부위(대뇌, 소뇌의 반사 부위)는 엄지발가락이다. 엄지발가락을 중점적으로 자극하면 노인들의 건망증과 치매, 중풍을 예방할 수 있으며, 수험생들의 집중력을 높이는 데도 큰 도움이 된다.

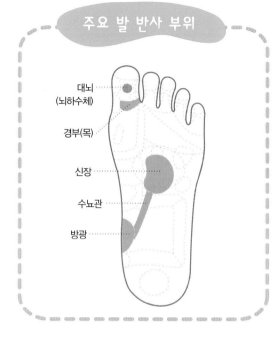

주요 발 반사 부위

- 대뇌 (뇌하수체)
- 경부(목)
- 신장
- 수뇨관
- 방광

5 지압봉의 양 끝을 잡고 발목부터 무릎까지 안쪽, 바깥쪽, 뒤쪽에 고여 있던 혈액을 끌어올린다.

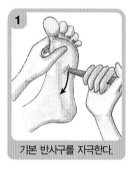

기본 반사구를 자극한다.

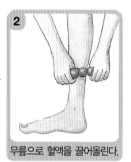

무릎으로 혈액을 끌어올린다.

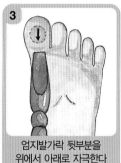

엄지발가락 뒷부분을 위에서 아래로 자극한다

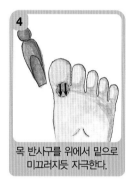

목 반사구를 위에서 밑으로 미끄러지듯 자극한다.

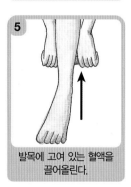

발목에 고여 있는 혈액을 끌어올린다.

1 A봉을 이용해 신장–수뇨관–방광–요도 순으로 기본 반사구를 자극한다.

2 발목부터 무릎 밑까지 종아리 안쪽, 바깥쪽, 뒤쪽으로 발에 고여 있던 혈액을 끌어올려 준다.

3 B봉에 크림을 묻히고 연필 쥐듯이 짧게 잡은 후에 머리의 상응 부위인 엄지발가락 뒷부분을 위에서 아래로 9회 이상 미끄러지듯 자극한다. 간지러울 수 있다.

4 뒷목이 뻣뻣하다면 목(경부)의 상응 부위인 엄지발가락 안쪽 쑥 들어간 중간 부분을 위에서 밑으로 9회 이상 미끄러지듯 자극한다. 금세 목이 풀리면서 시원해지는 것을 느낄 수 있다.

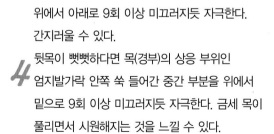

오십견으로 어깨가 쑤실 때

나이가 들면 사십견, 오십견 등 어깨가 쑤시고 결리는 일이 잦다. 젊은 사람들도 컴퓨터 사용 시간이 늘면서 어깨가 굳어 고생하는 이가 많다. 하루이틀 지나 그냥 풀린다면 모를까 일주일, 열흘 이상 지속되면 그 고통은 이루 말할 수가 없다. 게다가 어깨의 통증이 점점 목까지 올라와 목덜미가 뻣뻣해지고, 뒷골이 땅겨서 두통까지 오면 고통은 더욱 심해진다.

어깨가 아픈 사람들의 공통점이 있다면 발바닥에 굳은살이 있거나 새끼발가락에 티눈이 반드시 있다. 새끼발가락은 어깨의 상응 부위이기 때문에 이런 경우 심장에서 나온 혈액이 심장으로 되돌아가는 데 장애가 생기고, 노폐물이 어깨나 등에 몰려 통증을 유발하게 된다.

그러므로 어깨 통증이 있는 경우 먼저 발바닥을 들여다보아 굳은살이 있는지 살펴보고 그 굳은살을 먼저 제거한다. 티눈도 마찬가지로 제거해야 한다. 그리고 나서 발에 있는 어깨의 상응 부위를 찾아 한번 마사지해 보자. 순식간에 통증이 풀리는 게 신기할 따름이다.

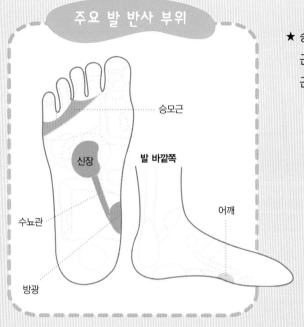

승모근

신장

발 바깥쪽

수뇨관

어깨

방광

★ 승모근은 등의 한가운데 선에서 시작하여 다른
근육과 함께 어깨뼈의 운동을 맡은 삼각형의
근육이다.

1 신장–수뇨관–방광–요도 순으로 기본 반사구를
자극한다.

2 어깨의 상응 부위를 자극한다. 어깨의 상응
부위는 새끼발가락 밑에 있다. 이 부분을
엄지손가락 지문 부위로 9회 마사지해 준다.

3 어깨가 결릴 때는 승모근 상응 부위를 자극한다.
승모근 상응 부위는 새끼발가락 밑에서
엄지발가락까지 이어지는 발바닥 부분인데
엄지손가락에 크림을 묻혀 새끼발가락 쪽에서
엄지발가락 쪽으로 9회 이상 밀어 준다.

4 양 손으로 지압봉을 잡고 발목부터 무릎까지
안쪽, 바깥쪽, 뒤쪽으로 고여 있던 혈액을
끌어올려 준다.

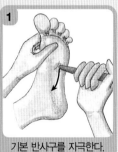

기본 반사구를 자극한다.

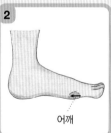

어깨

어깨 반사구를 자극한다

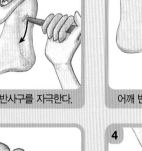

승모근 반사구를 자극한다.

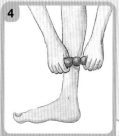

무릎까지 혈액을 끌어올린다.

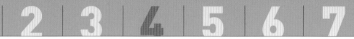

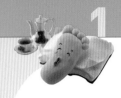

조금 걱정되는 증상별 발마사지

팔이 시리고 저릴 때

팔이 저리고 아프다, 자꾸만 아래로 축 늘어지고 힘을 쓸 수가 없다. 이런 증상들은 젊은 사람들은 거의 느끼지 못하는 증상이지만, 나이가 들면 누구나 겪게 되는 증상들이다. 심한 경우 다리를 주무르듯 팔을 주물러도 별 효과가 없다.

대개 주무른다고 하면 위에서 밑으로 훑어내리듯이 주무르는 사람이 많은데, 이것은 혈액순환의 원리는 전혀 모르고 하는 것이다. 혈액을 심장 쪽으로 보내 주어야 결리고 아픈 것이 풀리기 때문에 혈액이 밑으로 다시 내려가게끔 거꾸로 마사지하면 효과는커녕 증상만 더할 수 있다. 팔을 직접 주무를 때도 밑에서 위로 주물러 보자. 한결 시원해지는 것을 느낄 수 있다.

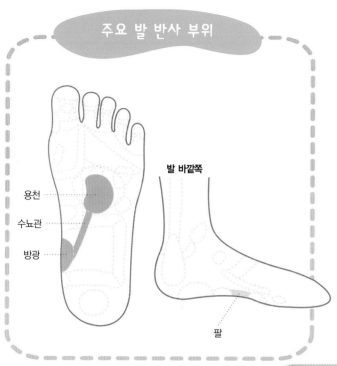

주요 발 반사 부위

발 바깥쪽

용천
수뇨관
방광

팔

---

1 A봉을 이용해 신장-수뇨관-방광-요도 순으로 기본 반사구를 자극한다.

2 발목부터 무릎 밑까지 종아리 안쪽, 바깥쪽, 뒤쪽으로 발에 고여 있던 혈액을 끌어올려 준다.

3 팔 상응 부위는 어깨 상응 부위 바로 밑, 즉 새끼발가락 바로 밑에서 조금 내려온 부분이다. 봉에 크림을 묻혀 팔 상응 부위를 발바닥 안쪽에서 바깥쪽으로 밀어내듯이 9회 이상 천천히 쓸어올린다.

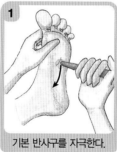

1 기본 반사구를 자극한다.

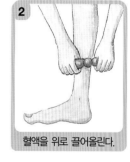

2 혈액을 위로 끌어올린다.

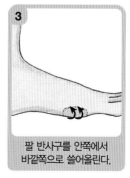

3 팔 반사구를 안쪽에서 바깥쪽으로 쓸어올린다.

누르기만 해도 등이 아플 때

대부분의 사람들이 어깨만큼이나 자주 통증을 호소하는 곳이 등이다. 자세가 바르지 않아 생기는 경우가 많고, 혈액순환이 잘 이루어지지 않아 노폐물이 가득 쌓여서 통증이 생기기도 한다. 심장에서 나온 혈액은 발끝까지 내려갔다가 다시 몸무게가 발바닥을 통해 누르는 압력을 통해서 심장으로 되돌아간다. 이 과정에서 노폐물이 신장을 통해 걸러지는데, 이것이 등과 어깨에 고여 있으면 등과 어깨에 통증이 생긴다.

노폐물이 등과 어깨에 쌓이면 몸이 항상 찌뿌드하고 개운치가 않다. 살짝만 눌러도 심한 통증이 느껴진다. 하지만 대부분의 사람들이 이런 고통을 당연하게 여기기도 한다. 그래서 '컨디션이 안 좋다' '온몸이 쑤신다'는 말을 입에 달고 다니는 이가 있다.

등이 아픈 것은 크게 두 가지로 나뉜다. 등뼈에 문제가 있을 때는 흉추의 반사 부위를 자극해 주고, 결리고 아플 때는 어깨의 상응 부위인 승모근을 자극해 준다. 물론 두 부위를 함께 자극해 주면 더욱 좋다. 지금 아프지 않더라도 예방 차원에서 해 준다면 등과 어깨가 아픈 일이 없을 것이다.

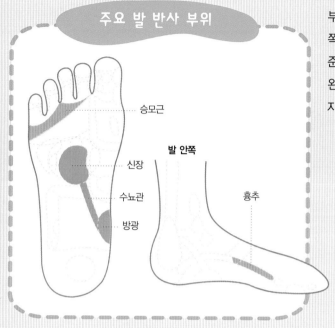

주요 발 반사 부위

승모근

신장

수뇨관

방광

발 안쪽

흉추

부위를 엄지손가락에 크림을 묻혀 새끼발가락
쪽에서 엄지발가락 쪽으로 9회 이상 밀어
준다. 오른발일 때는 왼손 엄지손가락으로,
왼발일 때는 오른손 엄지손가락으로
자극한다.

1 A봉을 이용해 신장-수뇨관-방광-요도 순으로
기본 반사구를 자극한다.

2 지압봉의 양 끝을 쥐고 발목부터 무릎 밑까지
종아리 안쪽, 바깥쪽, 뒤쪽으로 발에 고여 있던
혈액을 끌어올려 준다.

3 등 상응 부위를 자극한다. 등뼈(흉추) 반사 부위는
해부학적으로 발바닥 안쪽 위로 약간 올라간
부분이다. 중족골이 위치한 부분을 엄지손가락에
크림을 바르고 밑에서 위로 미끄러지듯이 9회
이상 문지른다.

4 어깨 결림에는 승모근 상응 부위를 자극한다.
승모근 상응 부위는 새끼발가락 밑에서
엄지발가락까지 이어지는 발바닥 부분이다. 이

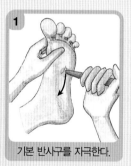

1 기본 반사구를 자극한다.

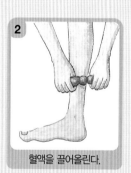

2 혈액을 끌어올린다.

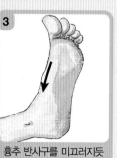

3 흉추 반사구를 미끄러지듯
문지른다.

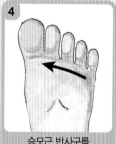

4 승모근 반사구를
엄지 쪽으로 쓸어 올린다.

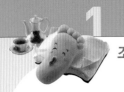

허리가 끊어질 듯 아플 때

흔히 하는 우스개 중에 "허리가 아프면 장가도 못 간다"는 말이 있다. 허리는 인체의 중심에 있는데 허리가 아프면 전혀 힘을 쓸 수 없고, 이동할 수조차 없다. 인체의 골격 계통의 중심인 허리에 문제가 있으면 다른 신체 기능에까지 영향을 받는다는 의미이다.

현대에 들어서면서 허리가 아픈 사람이 기하급수적으로 늘고 있는데, 심각한 질환인 디스크에 걸린 사람도 상당하다. 허릿병이 나면 그냥 누워 지낼 수밖에 없다. 노인들만 허리가 아픈 것도 아니다. 앉아서 지내는 시간이 많아지면서 심지어 어린 아이들도 디스크에 걸린다. 통증이 없더라도 유난히 피로감이 크다면 허리 상응 부위를 찾아 자극해 보자. 허리가 한결 가뿐해지면서 무거웠던 몸이 바로 펴지는 듯 상쾌해질 것이다. 허리가 아플 때는 요추의 상응 부위를 자극하면 통증을 더는 데 도움이 된다.

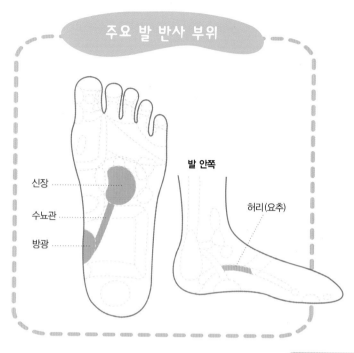

주요 발 반사 부위

발 안쪽

신장

수뇨관

방광

허리(요추)

1 A봉을 이용해 신장-수뇨관-방광 순으로 기본 반사구를 자극한다.

2 발목부터 무릎 밑까지 종아리 안쪽, 바깥쪽, 뒤쪽으로 3회씩 발에 고여 있던 혈액을 끌어올려 준다.

3 허리 상응 부위를 자극한다. 엄지손가락에 크림을 바르고 허리 상응 부위를 위에서 밑으로 9회 이상 쭉 내려 준다. 또는 납작한 봉으로 미끄러지듯 자극하거나 4초씩 3회 꾹 눌러 준다. 자극할 때는 발끝에서 뒤꿈치 관절 쪽으로 훑어 내린다.

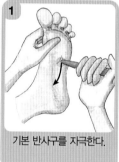

1 기본 반사구를 자극한다.

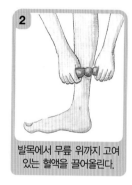

2 발목에서 무릎 위까지 고여 있는 혈액을 끌어올린다.

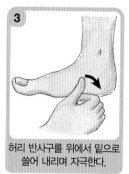

3 허리 반사구를 위에서 밑으로 쓸어 내리며 자극한다.

관절염이 걱정될 때

직장생활을 하는 사람들 중에 사무실에서 슬리퍼를 신고 있다가 퇴근하려고 벗어 둔 구두를 다시 신을 때 구두가 작아진 듯한 경험을 한 사람이 꽤 있을 것이다. 술자리에서 집에 가려고 일어날 때 발이 부어서 신발이 꽉 조이는 경험을 한 경우도 많을 것이다. 이때는 발만 부은 것이 아니라 종아리부터 발까지 다 부은 것이라 생각하면 된다.

이는 심장에서 나온 혈액이 말단인 발끝까지 내려갔다가 다시 심장으로 회수되지 못한 채 발끝에 고여 나타나는 현상이다. 특히 말단인 발에서 혈액순환이 이루어지지 못하면 다리가 붓는다.

이렇게 다리가 부으면 몹시 무겁고 아프다. 발을 깨끗이 씻고 쉬면서 발 밑에 쿠션이나 베개 등을 놓아 발을 높게 하면 어느 정도 부기가 빠지고 통증이 줄어든다. 거기다 발마사지까지 겸하면 종아리와 발이 날씬해져서 다음 날 신발이 커지는 것을 느낄 수 있을 것이다.

발마사지를 지속적으로 해 주면 발의 부기 해소뿐 아니라 퇴행성 관절염, 류머티즘으로 인한 관절염을 예방, 치료하는 데도 큰 도움이 된다.

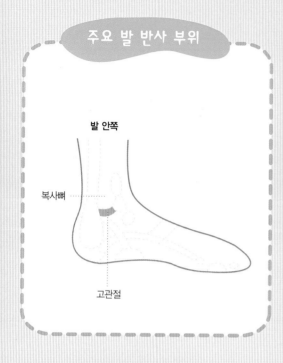

발 안쪽

복사뼈

고관절

★ 부종이 심할 때

① 용천을 4초씩 3회 이상 누르고 납작한 봉으로 발가락
   사이사이를 훑어 준다.

② 손에 크림을 바르고 발목 양쪽 관절 부분을 원을 그리듯
   마사지해 준다. 이때 복사뼈가 튀어나와 있지 않고
   밋밋하다면 관절염을 의심해 봐야 한다.

★ 종아리가 아플 때

① 손에 크림을 바르고 다리를 세운 뒤, 발목부터 무릎까지를
   3등분 한 뒤에 맨 밑에서부터 3회씩 주무른다. 밑에서부터
   주물러 올라가야 심장으로 혈액을 보내는 데 도움이 된다.

② 손가락을 펴서 양쪽 손가락을 살짝 겹치듯이 모아 종아리
   앞쪽에 대고 발목부터 무릎 위 10cm까지 3회 이상 쭉 올려
   준다. 올라올 때는 강하게, 다시 내려갈 때는 힘을 뺀다.

③ 엄지손가락에 크림을 묻혀 원을 그리듯이 무릎을 마사지해
   준다.

1 신장–수뇨관– 방광 순으로 기본 반사구를 자극한
다음 발목부터 고여 있던 혈액을 끌어올려 준다.

2 바깥쪽 복사뼈 아래 푹 들어간 부분의 고관절
반사구를 엄지손가락으로 돌려 가며 마사지한다.
또는 봉에 크림을 발라 관절염 반사구인 임파계
상응부위를 4초씩 3회 이상 지그시 누른 후 풀어
준다.

3 두 손에 크림을 발라 발 전체를 마사지해 주는데,
손을 모아서 발 가운데를 엄지손가락으로 지그시
누르면서 발 바깥쪽을 조이면서 해 주면 무릎뿐
아니라 어깨의 통증을 없애는 데도 효과가 있다.
반대로 발 안쪽을 조이면서 해 주면 등의 피로를
덜어 줄 수 있다.

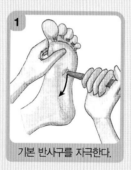

기본 반사구를 자극한다.

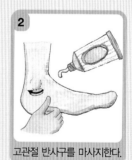

고관절 반사구를 마사지한다.

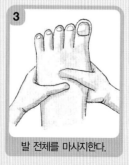

발 전체를 마사지한다.

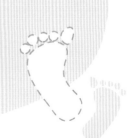

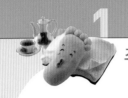
잇몸이 쑤실 때

치아를 건강하게 지키려면 평소 치아 관리에 신경을 써 치아 구석구석 정성껏 양치질을 하여야 한다. 외식을 한 경우에도 칫솔이나 치실을 휴대하여 닦아 주는 것이 좋으며 정 여건이 안 되면 물이라도 자주 마셔서 입 안을 헹궈 준다. 불소가 든 치약과 양치액을 사용하고 잇몸이 안 좋은 사람은 치실이나 치간치솔을 사용하여 잇몸을 세균으로부터 보호하는 것도 중요하다. 또한 아프지 않더라도 정기적으로 치과에 가서 검진을 받고 도움을 받아 자기가 청소 못하는 어금니와 앞니 안쪽도 깨끗하게 관리한다.

최근에 80~20운동이 일고있다. 이는 나이 80까지 치아 20개를 유지하자는 운동이다. 의학의 발달로 수명이 80세보다 훨씬 더 늘어날 것이 확실하다. 주인의 수명은 늘어나는데 치아수명이 짧다면 치아 없는 인생을 보내야 한다는 것. 생각만 해도 끔찍한 일이 아닐 수 없다.

또한 이가 아플 때처럼 고통스러운 일도 없을 것이다. 진통제도 듣지 않고 온갖 처방을 다 해도 멈추지 않을 땐 임시 방편으로 발 반사를 통해서 통증을 완화시킬 수 있다. 동경의대에서 치통을 앓고 있는 환자의 엄지발가락부터 새끼발가락까지 발등 부위를 문질러 주었더니 통증이 가라앉았다는 보고가 있었다.

반사라는 것은 발의 발의 감각기관을 자극했을 때 그 기관과 연결되어 있는 부위에 규칙적으로 혈액순환이 일어나는 것을 말한다. 그러니 통증에 시달리는 환자들의 발을 만져 진통 효과를 얻었다는 이야기는 사실 새삼스러울 것도 없다. 발바닥을 만졌을 때 아픈 부위가 있다면 그곳과 연관되어 있는 기관에 이상이나 문제가 있는 것이라는 이론은 이미 정설이 되었기 때문이다. 치통이나 이를 뺀 후 통증을 개선하는 반사구도 발가락에 있으므로 발 반사를 통해 통증을 개선할 수 있다.

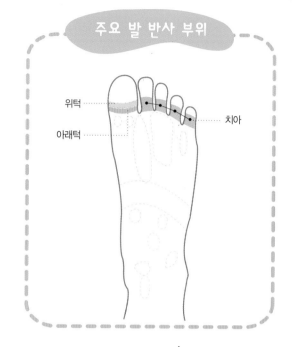

주요 발 반사 부위

위턱
아래턱
치아

1. A봉으로 신장-수뇨관-방광을 4초씩 3회 지그시 누른다.

2. 대뇌 반사구인 엄지발가락을 10초 이상 3회 정도 눌러 준다.

3. 아래턱과 위턱의 상응 부위인 엄지발가락 발등을 B봉으로 부드럽게 자극한다.

4. 엄지손가락을 이용해 나머지 발가락의 발등을 문지르듯이 마사지해 준다.

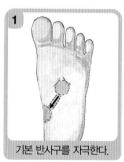

1 기본 반사구를 자극한다.

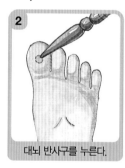

2 대뇌 반사구를 누른다.

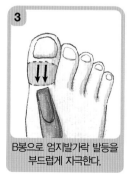

3 B봉으로 엄지발가락 발등을 부드럽게 자극한다.

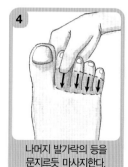

4 나머지 발가락의 등을 문지르듯 마사지한다.

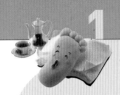

유방암이 걱정될 때

남편의 발을 시원스럽게 주물러 주었다면 이번엔 아내 차례다. 어디 남편과 아이들만 피곤한가. 아내도 하루 종일 집안일에 시달리고, 아이들 교육이며 집안 대소사 등 신경쓸 일이 한두 가지가 아니다. 어깨 허리가 뻐근하고 온몸이 천근만근 무겁기 일쑤일 터. 남편에게 기분 좋은 서비스를 해 주었다면, 아내의 발마사지쯤은 남편에게 맡겨 보자.

아이를 낳았거나 그렇지 않더라도 30세 이후의 여성들은 6개월에 한 번씩 유방암과 자궁암 검사를 받아 보는 것이 좋다. 정기적인 검사는 필수지만 그것만으로 병을 예방할 수 있는 것은 아니다. 암이 일단 생기면 퍼지는 속도가 마치 아이가 뱃속에 생겨나 자라는 속도와 같다고 하니 무서운 일이 아닐 수 없다. 특히 유방암은 유전적인 질병이니, 가족 중에 병력이 있는 이가 있다면 각별히 주의해야 한다.

혹시 이미 유방암 진단을 받아 수술로 암을 제거했다고 해도 재발할 수 있는 가능성은 얼마든지 있다. 가슴의 상응 부위를 마사지함으로써 이런 두려움으로부터 벗어날 수 있다.

주요 발 반사 부위

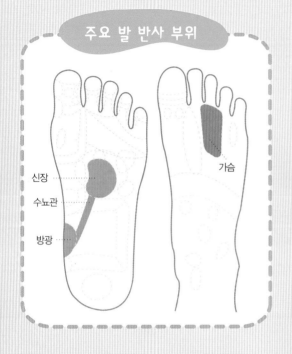

신장
수뇨관
방광
가슴

1 A봉으로 신장–수뇨관–방광 순으로 기본
반사구를 자극한다.

2 발목부터 무릎 밑까지 종아리 안쪽, 바깥쪽,
뒤쪽으로 3회씩 발에 고여 있던 혈액을 끌어올려
준다.

3 A봉으로 용천을 4초씩 3회 자극하고, 손으로
마사지하여 풀어 준다.

4 가슴(흉부) 반사 부위를 자극한다. 가슴 반사
부위는 발등 쪽의 둘째 발가락과 셋째 발가락
사이에서 조금 올라온 부분이다. 이 부위에
크림을 넉넉히 발라 발가락 쪽에서 발등 쪽으로
수회 미끄러지듯 자극한다.
발등은 피부가 발바닥에 비해 여린 편이므로
상처가 나지 않도록 항상 크림을 넉넉히 발라

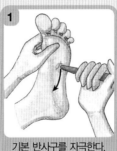

기본 반사구를 자극한다.

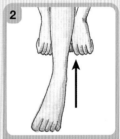

고여 있던 혈액을 끌어올린다.

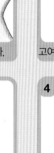

용천을 A봉으로 자극한 다음
손으로 마사지한다.

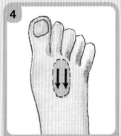

가슴 반사구를 부드럽게
쓸어내린다.

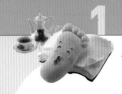
편두통에 시달릴 때

편두통 역시 주부를 괴롭히는 만성 질환의 하나. 주부뿐 아니라 직장인, 학생들 중에도 편두통에 시달리는 사람이 많다. 한 알, 두 알씩 진통제를 복용해보기도 하지만 약효가 지속되는 동안만 통증이 멈출 뿐, 시간이 지나면 또 약을 먹어야 한다. 처음에는 한 알만 먹어도 효과를 보지만 만성이 되면 몇 알씩 털어넣어도 통증이 가시지 않는다. 예방의학 차원에서 보면 이렇게 먹는 약은 자연치유력을 상실시키는 원인이 되기도 한다.

진통제 복용으로 편두통을 없애려는 것은 매우 위험한 일이다. 약은 많이 먹는다고 좋은 게 아니기 때문이다. 자칫하면 심한 부작용이 생기기도 하며, 막상 병이 생겨 치료하는 과정에서 그동안의 약물남용으로 치료에 차질을 빚을 수도 있다.

선진국 대열에 있는 나라들 중에서 TV에서 약 광고를 하는 나라는 우리나라뿐이라고 한다. 그래서인지 많은 사람들이 약 광고를 보고 자신의 증상을 스스로 진단하여 약국에 가서 약을 주문하듯 사는 경우가 많다. 의사나 약사도 아니면서 자신의 병을 진단하거나 먹을 약을 결정하는 것은 위험한 일이다.

진통제를 복용하는 대신, 머리 상응 부위를 전체적으로 자극하고 전두동을 자극함으로써 편두통을 이겨 보자.

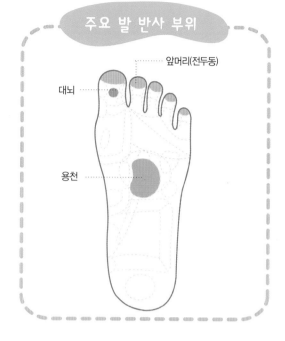

주요 발 반사 부위

앞머리(전두동)

대뇌

용천

1 A봉으로 신장–수뇨관–방광–요도 순으로 기본 반사구를 자극한다.

2 A봉을 이용해 용천을 4초씩 3회 자극하고, 손으로 마사지하여 풀어 준다.

3 엄지발가락 뒷부분의 대뇌 상응 부위를 4초씩 3회 자극한 후 B봉으로 위에서 아래로 수회 미끄러지듯 자극한다. 그런 다음 봉의 둥근 부분으로 대뇌 반사구를 다시 4초씩 3회 자극한다.

4 편두통을 낫게 하는 상응 부위인 앞머리(전두동) 반사 부위를 B봉으로 누르며 자극하는데, 그냥 꾹 누르지 말고 양옆으로 움직이며 자극한다. 엄지발가락부터 새끼발가락까지 차례대로 자극한다.

5 지압봉의 양 끝을 잡고 발목부터 무릎까지 안쪽, 바깥쪽, 뒤쪽으로 고여 있던 혈액을 끌어올려 준다.

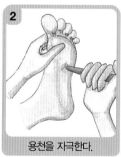

용천을 자극한다.

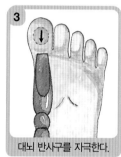

대뇌 반사구를 자극한다.

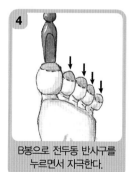

B봉으로 전두동 반사구를 누르면서 자극한다.

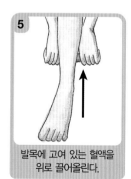

발목에 고여 있는 혈액을 위로 끌어올린다.

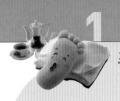

빈혈이 있을 때

'어지럽다'는 말을 자주 하는 여성들이 많다. 일단 어지러운 증세가 자주 나타나면 빈혈을 의심해 보아야 한다. 빈혈이 있으면 온몸이 피로하고 무기력해지며, 어지럼증, 두통, 귀울림(이명) 등의 증상이 나타난다.

빈혈은 급성 또는 만성으로 출혈이 생겨 적혈구의 양이 감소하여 생기는 병이다. 외상으로 짧은 시간에 많은 양의 혈액이 소실되면 빈혈이 생기고, 이런 경우에는 생명이 위태로울 수 있다. 만성 빈혈은 출혈성 위염이나 위 · 십이지장궤양 등으로 오랫동안 혈액이 손실되면서 발생한다.

빈혈 환자는 여자가 남자보다 4배 이상 많다. 특히 임산부의 경우 분만 전보다 분만 후에 빈혈을 앓는 비율이 훨씬 높다. 출산 시 출혈도 심하고 수유를 하면서 다량의 철분이 유출되기 때문이다. 또한 철분 요구량이 증가하는 청소년기, 월경을 통한 철분 손실이 많은 성인 여성들도 빈혈에 걸리기 쉽다.

빈혈을 예방하기 위해서는 음식물에 들어 있는 철분이 잘 흡수되도록 해 주어야 한다. 또 만성 위장 질환이 있거나 자궁 내 출혈이 있을지도 모르니 발을 구석구석 주물러 보아 아픈 부위가 있는지 진단해 본다.

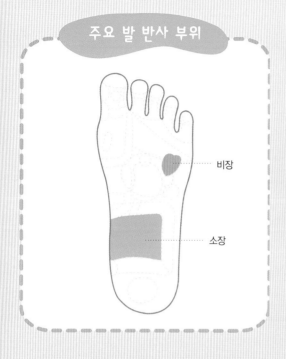

비장 ·········· 비장

소장 ·········· 소장

비장은 동맥과 정맥에서 나온 혈액을 저장하고 백혈구를 생산하는 중요한 기관이다.

1 A봉으로 신장-수뇨관-방광-요도 순으로 기본 반사구를 자극한다.

2 발목부터 무릎 밑까지 종아리 안쪽, 바깥쪽, 뒤쪽으로 발에 고여 있던 혈액을 끌어올린다.

3 소장 반사구는 발바닥 아치 부분과 발뒤꿈치 부분이 만나는 곳에 있는데, 봉의 둥근 부분으로 용천부터 소장 쪽으로 3회 이상 미끄러지듯 누르면서 자극한다.

소장은 위에서 소화된 음식물의 영양소를 흡수하는 곳으로, 음식물에서 섭취된 철분이 잘 흡수되게 돕는다.

4 심장 반사 부위 바로 밑에 있는 비장 반사구를 자극한다. 4초씩 3회 자극하고 손으로 마사지하여 풀어 준다.

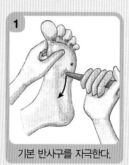

기본 반사구를 자극한다.

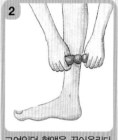

고여있던 혈액을 끌어올린다.

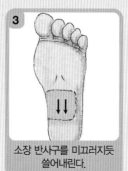

소장 반사구를 미끄러지듯 쓸어내린다.

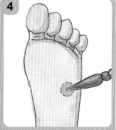

비장 반사구를 A봉으로 3회 자극한다.

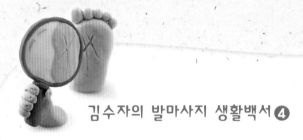

발가락으로
꼬집기 놀이 하기

하루의 모든 일과를 마치고 집에서 TV를 보며 쉬는 시간은 온 가족이 다
모이는 시간이기도 하다. 어른들은 어른대로 누워서, 혹은 비스듬히
기대서 아무 생각없이 TV를 보고, 아이들도 대개가 누워있는 집이 많다.
이럴 때 교대로 발을 만져주자. TV 때문에 단절되는 가족간의 대화도 나눌
수 있고 서로 장난치듯이 발바닥을 간질이다보면 별일 아닌 일로 모두가
유쾌해진다.
골프공을 발 밑에 놓고 굴려보거나 맥주병을 굴려도 좋다. 헤어브러시로
발바닥을 긁어봐도 좋다. 발가락으로 꼬집기 놀이를 해 보면 어떨까.
발가락으로 물건을 잡는 연습을 평소에 많이 하는 게 좋은데, 게임같은
것을 하면서 벌칙으로 발가락으로 서로를 꼬집어주자. 발가락 하나하나가
힘이 세진다. 이런 놀이를 어른과 함께 하면 아이들이 무척 즐거워한다.
이때 발이 너무 간지러워 도저히 골프공을 굴릴 수 없다면 자신이 아주
건강한 사람이라는 자부심을 가져도 좋다. 건강한 사람은 발의 자극에
아주 민감하다.

5

약없이 치료하는
질병별 발마사지

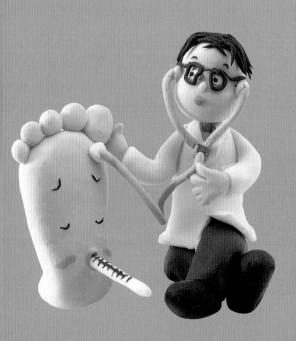

당뇨병

당뇨병은 여러 가지 합병증을 수반하는 경우가 많은데 발만 잘 관리해도 합병증을 막을 수 있다. 당뇨 환자의 발은 심장에서 나오는 혈액이 발끝에 잘 전달되지 않기 때문에 시리고 저리다. 이렇듯 혈액순환이 잘 되지 않는 당뇨 환자의 발은 색깔이 거무스름하고 퉁퉁하다. 또한 발끝이 찌릿하고 간지럽거나 발바닥과 발끝의 감각이 무뎌지기 쉽다. 이것이 신경성 마비로 이어져 여러 가지 합병증을 유발하는 것이다.

당뇨 환자는 췌장을 자극하고 혈액순환을 증진시키는 발반사요법으로 효과를 볼 수 있다. 단, 당뇨 환자는 발에 상처가 생기면 안 되므로 굳은살 제거를 하지 않으니 평상시에 굳은살이 생기지 않도록 주의해야 한다.

우선 따뜻한 물에 발을 잘 씻고 전체적으로 발을 주무른 후 반사 부위를 자극하는데, 크림을 넉넉히 사용하고 봉의 둥근 부분으로만 자극한다. 하루에 5분 이상 마사지하고 통증이 있는 부위를 집중적으로 자극한다. 반드시 병증에 맞는 식이요법과 적당한 운동을 병행해야만 발반사요법의 효과를 확실히 볼 수 있다.

전두동 3차신경
대뇌 ....

위 ....
췌장 ....
십이지장 ....

6 다리를 세워 B봉에 크림을 묻힌 다음 발등을 밑에서 위로 수회 쓸어 준다. 다시 손으로 발가락 전체를 마사지하여 노폐물을 발등과 발목 위쪽으로 끌어올린다. 2회 반복 후 복사뼈 둘레를 손으로 원을 그리듯 마사지한다.

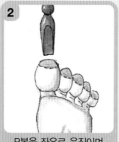

2 B봉을 좌우로 움직이며 전두동을 3회 자극한다.

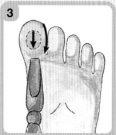

3 대뇌 반사구와 3차신경 반사구를 자극한다.

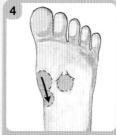

4 위장, 췌장, 십이지장 반사구를 훑어내린다.

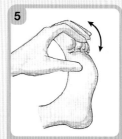

5 발가락을 앞으로 숙였다 뒤로 젖혀 4초간 그대로 있는다.

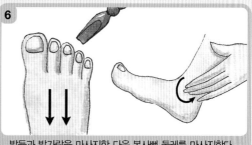

6 발등과 발가락을 마사지한 다음 복사뼈 둘레를 마사지한다.

1 A봉으로 기본 반사구를 자극한 후 발목부터 무릎까지 발에 고인 혈액을 끌어올려 준다.

2 용천을 4초씩 3회 자극한 뒤, 손으로 마사지하여 풀어 준 다음 B봉에 크림을 묻혀 전두동에 대고 수직으로 좌우 양쪽으로 움직이며 3회 자극한다.

3 대뇌 반사구인 엄지발가락을 위에서 아래로 수회 미끄러지듯 자극한다. 그런 다음 3차신경 반사 부위인 엄지발가락 사이를 위에서 아래로 3회 이상 미끄러지듯 자극한다.

4 지압봉의 둥근 부분에 크림을 묻혀 위장, 췌장, 십이지장 반사 부위를 20회 이상 훑어내린다.

5 발가락 사이를 마사지하고 앞으로 숙였다 뒤로 4초 이상 젖힌다. 4초는 가는 실핏줄에 혈액을 모아 위로 퉁겨져 나가도록 하는 시간이다.

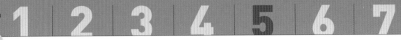

골다공증

골다공증은 골 흡수와 생성의 균형이 깨지면서 발생하는데, 폐경기 여성의 30%가 골다공증을 갖고 있다는 보고도 있다. 골다공증은 노년기 골절의 중요한 원인으로 나이가 들면서 전체 골량의 40% 정도가 감소하면서 이러한 골절을 야기한다. 70, 80대 노인들의 경우 여성의 1/3, 남성의 1/6에서 골다공증으로 인한 대퇴부 골절이 생긴다는 조사 결과가 있다.

뼈는 30대 전후에 최대 골량을 형성했다가 그 이후부터는 연 0.3~0.5%의 골 소실이 일어나고, 폐경기가 되면 더 빨라져서 폐경 후 2~3년간의 골 소실률은 연 2~3%에 이른다. 그 후부터는 점차 골 소실률이 감소하여 폐경 5년 이후부터는 0.5% 정도씩 소실되나, 75세 이상에서 골 소실률이 다시 현저히 증가된다.

여러 연구 결과에 따르면 13~17세 사이가 뼈를 튼실하게 형성하고 골다공증을 예방할 수 있는 가장 중요한 시기라고 한다. 골다공증을 유발할 수 있는 중요한 요인으로는 유전, 성별, 칼슘 섭취 부족, 초경이 늦어지거나 월경이 불순한 경우, 운동 부족, 지나친 다이어트 등이 있다.

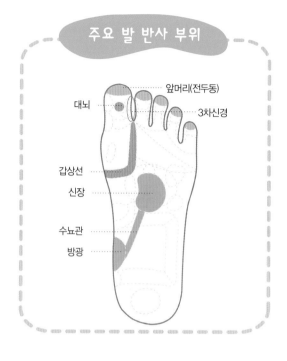

주요 발 반사 부위

- 앞머리(전두동)
- 대뇌
- 3차신경
- 갑상선
- 신장
- 수뇨관
- 방광

누르며 올려 준다. 이때 반드시 손으로 한다. 갑상선은 내분비선으로 성장호르몬이 나오는 곳으로 이곳을 자극하면 골다공증을 예방할 뿐만 아니라 어린이들의 성장발육에도 도움이 된다.

5 안쪽, 바깥쪽, 뒤쪽으로 발목에 고여 있던 혈액을 무릎 쪽으로 끌어올려 준다.

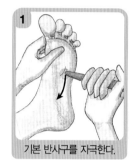

기본 반사구를 자극한다.

1 신장–수뇨관–방광 순으로 기본 반사구를 자극한다.

2 B봉에 크림을 넉넉히 묻혀 엄지발가락의 발톱 바로 아래 통통한 부분인 전두동에 수직으로 대고 좌우 양쪽으로 움직이면서 3회 자극한다. 이것은 위로 올라가지 못한 요산 침전물을 배출시키는 자극이다. 둘째 발가락부터 새끼발가락까지 마찬가지로 자극한다.

3 대뇌 반사 부위를 위에서 아래로 수회 미끄러지듯 자극한다. 만약 엄지발가락을 자극했을 때 발가락이 움찔거리면 합병증을 의심해보아야 한다. 그런 다음 3차신경 반사 부위인 엄지발가락 사이를 위에서 아래로 3회 이상 미끄러지듯 자극한다.

4 엄지발가락 밑 'ㄴ'자 모양의 갑상선 반사 부위를 손에 크림을 묻히고 밑에서 위로 9회 이상

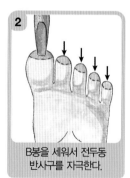

B봉을 세워서 전두동 반사구를 자극한다.

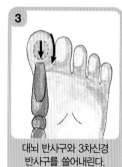

대뇌 반사구와 3차신경 반사구를 쓸어내린다.

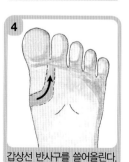

갑상선 반사구를 쓸어올린다.

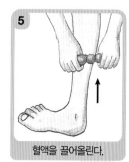

혈액을 끌어올린다.

고혈압

고혈압은 혈압이 정상보다 높은 상태를 말한다. 우리나라 인구의 20% 정도가 고혈압을 앓고 있다고 할 정도로 흔한 질병으로 성인병의 대명사로 불리기도 한다. 혈압이 높은 상태가 장기간 지속되면 동맥경화가 진행되고 심장, 뇌, 간에도 부담이 가는데, 혈액순환 장애를 일으켜 두통이나 견비통의 원인이 되기도 한다.

혈압이란 혈액이 혈관을 통과할 때 혈관벽의 압력을 말한다. 심실이 수축해서 혈관을 강하게 압박하며 나올 때 혈압이 최대에 달하며, 심실이 이완될 때의 혈압이 최저 혈압이다. 정상 혈압은 최대치가 110~140mg이고, 최저치가 60~90mg이다. 혈압이 높으면 신장 기능에 이상이 오면서 체내 유독 물질과 노폐물이 배설되지 못하고 누적된다. 이렇게 되면 혈관의 용량이 줄어들고 탄성이 저하돼 들어온 만큼의 혈액을 동맥으로 되돌리지 못하게 된다.

고혈압은 평상시 별다른 이상 증상이 없지만 방치하면 심각한 질병의 원인이 된다. 말초혈관이 많이 모인 발바닥을 자극하면 고여 있던 탁한 혈액을 심장으로 보내서 신선한 혈액으로 변화시키고 혈액순환을 촉진시킬 수 있다.

주요 발 반사 부위

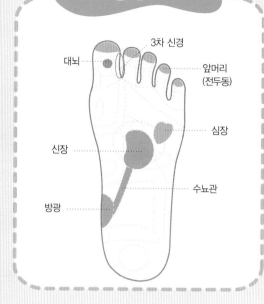

- 3차 신경
- 대뇌
- 앞머리 (전두동)
- 심장
- 신장
- 수뇨관
- 방광

1 A봉으로 신장–수뇨관–방광 반사구를 자극한다.

2 B봉에 크림을 넉넉히 묻혀 엄지발가락의 앞머리 반사구에 봉을 수직으로 대고 좌우 양쪽으로 움직이면서 3회 자극한다. 둘째 발가락부터 새끼발가락까지 같은 방법으로 자극한다.

3 대뇌 반사 부위를 위에서 아래로 수회 미끄러지듯 자극한다. 만약 엄지발가락을 자극했을 때 발가락이 움찔거리면 합병증을 의심해 보아야 한다. 그리고 3차신경 반사 부위인 엄지발가락 사이를 위에서 아래로 3회 이상 미끄러지듯 자극한다.

4 왼쪽 발바닥의 넷째 발가락과 다섯째 발가락 사이 아랫부분에 있는 심장 반사 부위를 A봉으로 자극한다.

5 지압봉의 양 끝을 잡고 발목부터 무릎까지 안쪽, 바깥쪽, 뒤쪽으로 발목에 고여 있던 혈액을 끌어올려 준다.

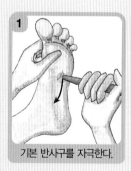

기본 반사구를 자극한다.

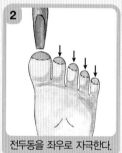

전두동을 좌우로 자극한다.

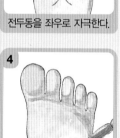

대뇌 반사구와 3차신경 반사구를 자극한다.

봉의 둥근 부분으로 심장 반사구를 자극한다.

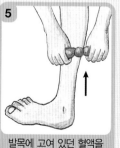
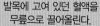

발목에 고여 있던 혈액을 무릎으로 끌어올린다.

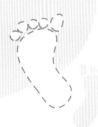

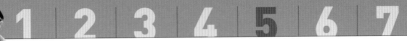
만성 간염

간은 우리 몸속에서 여러 가지 영양소를 저장하고 노폐물을 제거하며, 해독하는 작용을 하는 중요한 기관이다. 간질환은 개인에 따라 차이가 있으나, 자각 증상이 거의 나타나지 않는 경향이 있다. 대표적인 증상은 무기력증과 황달 등으로, 자각 증상이 바로 나타나지 않는 만큼 평소에 관리를 잘해 주어야 한다.

6개월 이상 간염을 앓고 있거나, 간기능장애 및 간 조직에 염증이 6개월 이상 지속되는 상태를 만성 간염이라고 한다. 만성 간염은 주로 간염 바이러스에 의해서 일어난다. 이중 A형 간염 바이러스는 급성 간염만을 일으키며 만성으로 이행되지는 않는다. 그러나 B형과 AB형 간염 바이러스는 상당수가 만성 간염으로 이행된다.

만성 간염의 경과는 개인차가 아주 심한데, 1~2년 이내에 간 기능이 악화되어 간경변 등으로 사망하는 경우가 있는가 하면 10년 이상 별 변화가 없이 상태가 지속되기도 한다.

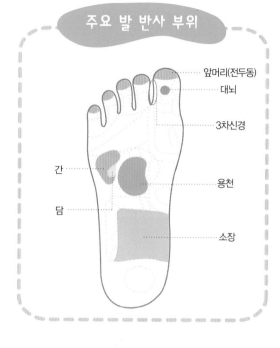

주요 발 반사 부위

- 앞머리(전두동)
- 대뇌
- 3차신경
- 간
- 담
- 용천
- 소장

5 소장 반사 부위를 ④와 같은 방법으로 자극한 뒤 쓸어 내린다. 다시 소장 부위에서 발 안쪽 방향으로 9회 이상 쓸어 준 뒤 뒤꿈치를 위에서 아래로 수회 미끄러지듯 자극한다.

6 발목부터 무릎까지 안쪽, 바깥쪽, 뒤쪽으로 발목에 고여 있던 혈액을 끌어올린다.

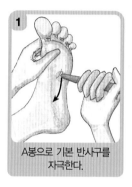

A봉으로 기본 반사구를
자극한다.

1 A봉으로 신장-수뇨관-방광 반사구를 자극한다.

2 B봉에 크림을 넉넉히 묻혀 전두동 반사구에 봉을 수직으로 대고 좌우 양쪽으로 움직이면서 3회 자극한다. 둘째 발가락부터 새끼발가락까지 마찬가지로 자극한다.

3 대뇌 반사 부위를 위에서 아래로 수회 미끄러지듯 자극한다. 그런 다음 3차신경 반사 부위인 엄지발가락 사이를 위에서 아래로 3회 이상 미끄러지듯 자극한다.

4 간장과 담낭의 반사 부위를 각각 봉의 둥근 부분으로 4초간 자극하고, 4초간 풀어 주기를 3회 반복한다. 그런 다음 크림을 묻혀 위에서 아래로 9회 이상 쓸어 준다.

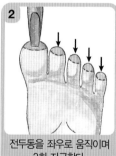

전두동을 좌우로 움직이며
3회 자극한다.

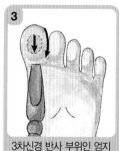

3차신경 반사 부위인 엄지
발가락 사이를 자극한다.

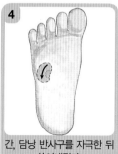

간, 담낭 반사구를 자극한 뒤
쓸어내린다.

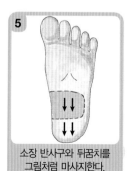

소장 반사구와 뒤꿈치를
그림처럼 마사지한다.

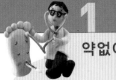

만성 위장질환

위장은 식도를 통해 내려온 음식물을 잘 으깨어 위액과 섞고 일정시간 머물러 있게 한 뒤에 소장으로 내려보내는 역할을 한다. 위장이 제 역할을 못하여 탈이 나면 소화불량은 물론이고, 속이 답답하고 쓰리며 가스가 차고 메스꺼운 증상을 느끼게 된다.

위장질환의 원인은 무엇보다 스트레스와 불규칙한 식생활, 과식, 과음, 과로 등이다. 위장은 인체의 영양을 책임지는 제일 중요한 기관으로 생활습관이나 환경을 바꾸지 않으면 잘 낫지 않고 만성이 된다. 먼저 규칙적인 식생활을 하고 과로, 과식, 과음을 피하며 운동이나 취미생활을 통해 스트레스를 풀어 주어 위장질환을 예방해야 한다.

위장과 십이지장의 반사 부위에 자극을 주어 각 장기의 운동을 활발해지면, 위의 통증이 완화되어 위장질환 치료에 많은 도움이 된다.

주요 발 반사 부위

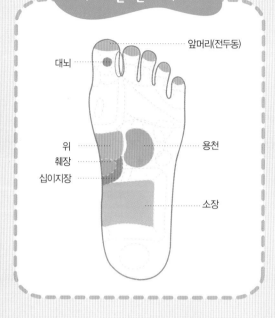

- 앞머리(전두동)
- 대뇌
- 위
- 췌장
- 십이지장
- 용천
- 소장

1. A봉으로 기본 반사구를 자극한다.

2. B봉에 크림을 넉넉히 앞머리 반사구에 봉을 수직으로 대고 좌우 양쪽으로 움직이면서 3회 자극한다. 둘째 발가락부터 새끼발가락까지 마찬가지로 자극한다.

3. 대뇌 반사 부위를 위에서 아래로 수회 미끄러지듯 자극한 다음 3차신경 반사 부위인 엄지발가락 사이를 위에서 아래로 3회 이상 미끄러지듯 자극한다.

4. 위장 반사 부위를 봉의 둥근 부분에 크림을 묻혀 4초 자극하고 4초간 풀어 주기를 3회 반복한다. 십이지장의 반사 부위도 마찬가지로 자극한다. 그런 다음 위장에서 십이지장까지 위에서 밑으로 9회 이상 파 내리듯이 훑어 준다. 평상시 골프공을 엄지발가락 바로 밑 부분에 놓고 4~5분 정도 밟아 주면 좋다.

5. 양손으로 지압봉을 잡고 발목부터 무릎까지 안쪽, 바깥쪽, 뒤쪽으로 발목에 고여 있던 혈액을 끌어올린다.

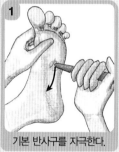

1. 기본 반사구를 자극한다.

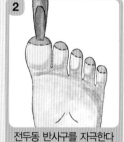

2. 전두동 반사구를 자극한다

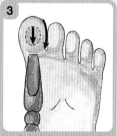

3. 대뇌 반사구와 3차신경 반사구를 자극한다.

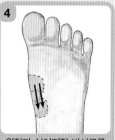

4. 위장과 십이지장 반사구를 훑어내리듯 자극한다.

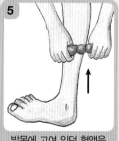

5. 발목에 고여 있던 혈액을 무릎으로 끌어올린다.

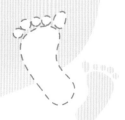

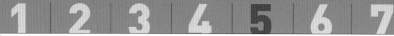

동맥경화증

동맥경화증은 혈관에 지방, 특히 콜레스테롤이 침착하여 혈관이 좁아지고 탄력성을 잃게 되는 병이다. 정도의 차이는 있으나 일종의 노화 현상으로서 모든 노인에게 나타나는 질병이다.

동맥경화증의 원인은 유전적인 요인이나 식습관, 고혈압 등 여러 원인이 복합적으로 연계되어 발생하는 경우가 많다. 방치하면 동맥류, 뇌혈전, 뇌동맥경화증, 뇌출혈, 협심증, 심근경색, 신장경화증의 원인이 되며, 사망에 이르기도 하는 무서운 병이다.

동맥경화증을 예방하려면 먼저 금연해야 한다. 흡연은 동맥경화증의 위험을 증가시킨다. 그리고 비만인 경우 칼로리 섭취를 줄여야 하는데, 특히 지방질과 설탕, 소금, 콜레스테롤이 많은 달걀, 고기 내장 등의 섭취를 줄여야 한다.

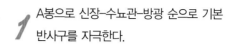

주요 발 반사 부위

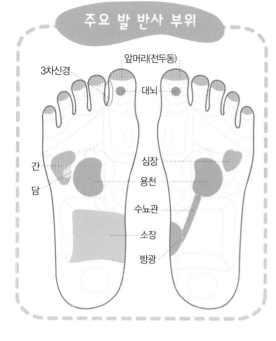

3차신경
앞머리(전두동)
대뇌
간
담
심장
용천
수뇨관
소장
방광

1. A봉으로 신장–수뇨관–방광 순으로 기본 반사구를 자극한다.

2. B봉에 크림을 넉넉히 묻혀 앞머리 반사구에 봉을 수직으로 대고 좌우 양쪽으로 움직이면서 3회 자극한다.

3. 대뇌 반사 부위를 위에서 아래로 수회 미끄러지듯 자극한 다음 3차신경 반사 부위인 엄지발가락 사이를 위에서 아래로 3회 이상 미끄러지듯 자극한다.

4. 심장 반사 부위를 봉의 둥근 부분으로 넷째 발가락을 향하여 밑에서 위로 강하게 치켜올리듯 4초씩 자극하고 풀어 준다. 3회 반복한다.

5. 간장과 담낭 반사 부위를 각각 4초간 자극하고 4초간 풀어 주기를 3회 반복한다. 그런 다음 간장에서 담낭까지 B봉에 크림을 묻혀 위에서 아래로 9회 이상 쓸어 준다.

6. 지압봉의 양 끝을 잡고 발목부터 무릎까지 안쪽, 바깥쪽, 뒤쪽으로 발목에 고여 있던 혈액을 끌어올린다.

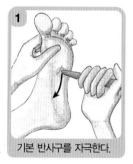

1 기본 반사구를 자극한다.

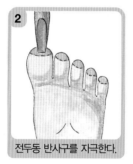

2 전두동 반사구를 자극한다.

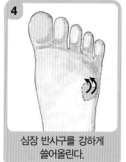

3 대뇌와 3차신경 반사구를 자극한다

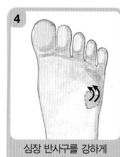

4 심장 반사구를 강하게 쓸어올린다.

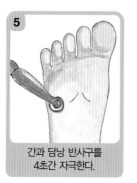

5 간과 담낭 반사구를 4초간 자극한다.

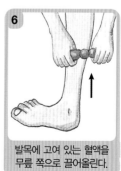

6 발목에 고여 있는 혈액을 무릎 쪽으로 끌어올린다.

약없이 치료하는 질병별 발마사지

기능성 소화불량

기능성 소화불량은 기질적인 원인 없이 상복부 불쾌감 또는 통증이 반복되는 질환으로, 아직 병태 생리가 확실히 밝혀져 있지 않다. 전 인구의 약 20~40% 가 겪는 흔한 질환으로서, 현대 사회로 들어서면서 개인이 받는 스트레스가 많아짐에 따라 더욱 증가하고 있다.

기능성 소화불량은 주로 상복부에 증상이 나타나는데, 상하부 전체 위장관(인두, 위, 소장, 대장, 직장, 항문)과 관련되어 기질적인 원인 없이 생기는 만성적인 소화기계 증상을 포괄적으로 기능성 위장관 질환으로 부르기도 한다.

대표적인 기능성 위장관 질환으로는 위식도 역류 질환, 기능성 소화불량, 과민성 대장 증후군이 있다. 이러한 기능성 위장관 질환들은 각 증상이 동반되어 나타나는 경우가 많다. 기능성 소화불량의 약 1/3에서 과민성 대장 증후군이 동반되며, 과민성 대장 증후군 환자의 87~89%가 기능성 소화불량을 동반한다. 이 밖에 위식도 역류 질환(29%), 공기 연하증(10%), 담석증(6%) 등의 질환이 기능성 소화불량에 흔히 동반되는 것으로 알려져 있다.

1 A봉으로 신장–수뇨관–방광 반사구를 자극한다.

2 B봉에 크림을 묻혀 전두동 반사구에 수직으로 대고 좌우로 움직이면서 3회 자극한 다음, 대뇌 반사 부위를 위에서 아래로 수회 미끄러지듯 자극한다. 마지막으로 3차신경 반사 부위를 위에서 아래로 3회 이상 미끄러지듯 자극한다.

3 위장의 반사 부위에 크림을 묻혀 4초간 자극하고 4초간 풀어 주기를 3회 반복한다. 십이지장 반사 부위도 마찬가지로 자극한 다음 위장에서 십이지장까지 위에서 밑으로 9회 이상 파 내리듯이 훑어 준다.

4 용천에서 소장 반사 부위까지 3회 이상 내려간다. 그런 다음 B봉으로 다시 용천에서 소장까지 위에서 밑으로 가볍게 훑어 주고 손으로 마사지하여 풀어 준다.

5 대장 반사 부위는 위에서 밑으로 파 내리듯이 4초씩 자극하고 풀어 주기를 3회 반복한다.

6 비장 반사구를 4초씩 자극하고 풀어 주기를 3회 반복한다. 마지막으로 기본 반사구를 자극한 후 발목부터 무릎까지 발목에 고여 있던 혈액을 끌어올린다.

주요 발 반사 부위

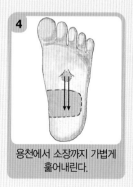

앞머리(전두동)
대뇌
위
비장
췌장
십이지장
소장
대장

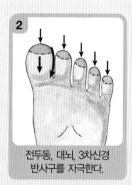

전두동, 대뇌, 3차신경 반사구를 자극한다.

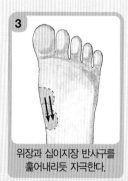

위장과 십이지장 반사구를 훑어내리듯 자극한다.

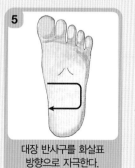

용천에서 소장까지 가볍게 훑어내린다.

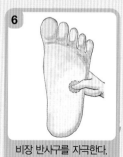

대장 반사구를 화살표 방향으로 자극한다.

비장 반사구를 자극한다.

갑상선 기능 장애

갑상선은 목의 아래쪽에 나비가 날개를 편 것과 같은 모양을 하고 있는 기관이다. 평상시 갑상선은 눈에 보이지 않고 만져지지 않으나, 병이 생기면 겉으로 드러난다. 갑상선은 신체와 신진대사와 체온을 조절하고 발육을 관장하며, 심장 및 자율신경계를 조절하는 기능을 한다.

갑상선 기능이 너무 활발한 갑상선기능 항진증과 반대로 갑상선 기능이 저하되는 갑상선기능 저하증이 있다. 갑상선기능 항진증은 갑상선 호르몬을 과다하게 분비하여 갑상선 중독 증상이 나타나는 경우로, 잘 먹는데도 체중이 줄어들고 체력 소모가 심하며 쉽게 피로를 느끼고 열과 땀이 많이 나거나 설사 등의 증상이 나타난다.

갑상선기능 저하증은 필요로 하는 만큼의 갑상선 호르몬을 만들어 내지 못하여 문제가 생기는 것으로 갑상선기능 항진증과 반대 증상이 나타난다.

갑상선은 특히 골다공증과 관련이 있는데 성장호르몬을 분비하는 기관이므로 갑상선 반사 부위를 자극하면 질병을 예방할 수 있다.

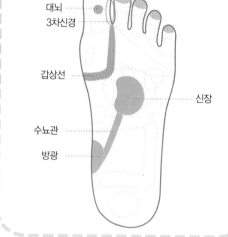

주요 발 반사 부위

- 앞머리(전두동)
- 대뇌
- 3차신경
- 갑상선
- 신장
- 수뇨관
- 방광

1 A봉으로 신장–수뇨관–방광 반사구를 자극한다.

2 앞머리 반사구에 봉을 수직으로 대고 좌우 양쪽으로 움직이면서 3회 자극한다. 둘째 발가락부터 새끼발가락까지 마찬가지로 자극한 다음 대뇌 반사 부위를 위에서 아래로 수회 미끄러지듯 자극한다.

3 3차신경 반사 부위인 엄지발가락 사이를 위에서 아래로 3회 이상 미끄러지듯 자극한다.

4 손에 크림을 묻히고 엄지발가락 밑 'ㄴ'자 모양의 갑상선 반사 부위를 밑에서 위로 9회 이상 누르며 올려 준다. 이때 반드시 손으로 자극한다.

5 양 손으로 지압봉을 잡고 발목부터 무릎까지 안쪽, 바깥쪽, 뒤쪽으로 발목에 고여 있던 혈액을 끌어올려 준다.

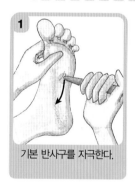

1 기본 반사구를 자극한다.

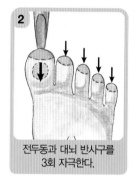

2 전두동과 대뇌 반사구를 3회 자극한다.

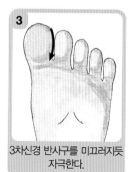

3 3차신경 반사구를 미끄러지듯 자극한다.

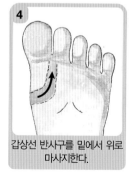

4 갑상선 반사구를 밑에서 위로 마사지한다.

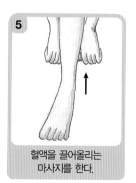

5 혈액을 끌어올리는 마사지를 한다.

엘리베이터 버리고
계단 오르내리기

요즘은 웬만한 건물에 엘리베이터나 에스컬레이터가 설치되어 있어 계단을
오르내릴 일이 많지 않다. 계단을 오르내리면서 얻는 효과는 상당한데,
쉽게 이용할 수 있는 기계가 많아지면서 일부러 계단을 찾는 사람은 드물다.
사람의 뇌파 중에 α(알파)파는 수면 중에 나오는 것으로,
정신적으로 가장 안정된 상태일 때 발산된다고 한다. 명상 중일 때 뇌파가
α(알파)파이고, 단조로운 동작을 반복할 때도 이 α(알파)파가 나온다고
하는데, 그 α(알파)파가 나오는 가장 좋은 운동이 등산과 계단
오르내리기이다. 천천히 걷는 것이 집중력을 높이는 데 도움이 된다는
사실은 이미 널리 알려져 있다.
단순하게 계단 오르내리기만으로 이렇게 좋은 효과가 난다는데, 계단을
찾아다니면서는 못할 지라도, 적어도 5층 이하의 높이는 계단을 이용해서
오르내리자. 내 몸의 건강을 유지함은 물론이요 에너지 절감 효과도
두말하면 잔소리.
계단 오르내리기는 특히 발바닥을 자극하기에 더없이 좋은 운동이다. 계단
턱에 발바닥 가운데를 대고 올라가면 몸무게 이동을 쉽게 하고 발바닥 아치
부분, 즉 소화기 계통을 자극하여 소화에 큰 도움이 된다. 또한 근력과
호흡기, 순환기 계통을 단련시켜 전신의 지구력을 키우는데 큰 효과가 있다.
게다가 날씬한 종아리를 만들 수 있다.

6

엄마손이 약손,
아이사랑 발마사지

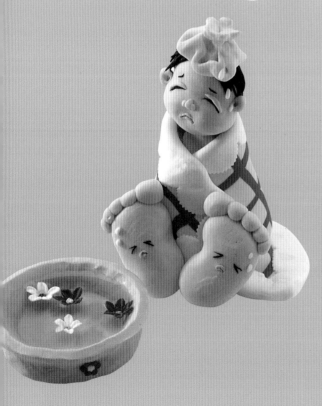

발육을 돕고 싶을 때

최근 들어 베이비 마사지가 널리 보급되고 있다. 기거나 걷지 못하는 갓난아기라도 엄마가 손으로 마사지를 해 주면 건강과 발육에 도움이 된다.

베이비 마사지는 인도에서 시작되었다고 전해진다. 면역력이 약한 아기 피부를 마사지해 더위로 인해 수분이 증발되는 것을 막고 세균 침투를 피하기 위해 행해졌다는 것이다. 요즘에는 저체중 아이의 성장을 촉진하고, IQ는 물론 EQ를 높이는 데 많이 활용하고 있다. 한 러시아 사회학자의 통계에 따르면 어릴 때 부모로부터 마사지를 많이 받고 자란 아이일수록 성인이 돼서 범죄를 저지를 확률이 낮다고 한다.

발마사지는 발만을 마사지한다는 점에서 베이비 마사지와는 조금 다르지만 손으로 아기를 마사지하면서 아기의 건강을 돕는다는 점에서는 같다고 할 수 있다. 기본적인 마사지법을 익혀 두면 응급상황 시 큰 도움이 되기도 한다.

이제, 사랑스러운 내 아기의 발을 만지면서 엄마의 사랑을 전해 보자. 아기가 엄마의 사랑 속에 무럭무럭 자라날 것이다. 단, 갓난아기를 마사지할 때는 봉 대신 손으로 마사지하며 반드시 베이비오일을 사용해야 한다.

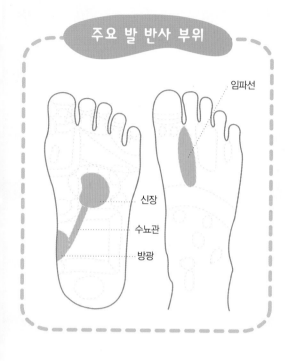

주요 발 반사 부위

임파선

신장

수뇨관

방광

하므로 각별히 주의해야 한다. 전에는 6개월 이하의 아기들은 타고난 면역력으로 감기에 잘 걸리지 않았지만, 요즘은 생후 한 달밖에 안 된 아기도 감기에 걸리는 경우가 많다.

감기를 예방하려면 발등에 있는 임파계 반사구를 마사지한다. 손에 장갑을 끼고 아기의 발가락 사이사이를 문질러 가며 마사지한다. 이 방법은 어른이나 큰 아이들의 감기 예방에도 효과가 있다.

4 자극한 후에는 반드시 손으로 마사지해서 풀어 주고 마사지가 끝나면 따뜻한 보리차나 오렌지주스를 젖병에 담아 마시게 한다.

1 신장-수뇨관-요도 반사구를 엄지손가락 지문 부위로 가볍게 마사지한 다음 베이비오일을 충분히 묻혀서 발목부터 무릎 위까지 종아리 안쪽, 바깥쪽, 뒤쪽으로 발에 고여 있던 혈액을 끌어올린다.

2 **딸꾹질에 좋은 발마사지** 갓난아기들은 딸꾹질을 자주 한다. 보통 물을 마시게 하거나 코를 손으로 막아 억지로 숨을 참게 하여 딸꾹질을 가라앉히곤 하는데 쉬운 일이 아니다. 이럴 때는 양손을 발 밑에 대고 양손의 엄지손가락으로 발등의 횡격막 부위를 엇갈리게 밑에서 위로 밀어 준다. 밀 때는 조금 세게, 풀 때는 힘을 빼고 부드럽게 9회 이상 마사지한다.

3 **감기 예방에 좋은 발마사지** 아기들의 감기를 방치하면, 심한 경우에는 폐렴으로 전이되기도

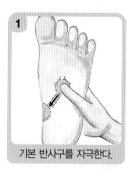

기본 반사구를 자극한다.

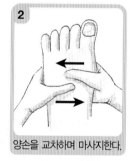

양손을 교차하며 마사지한다.

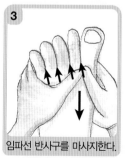

임파선 반사구를 마사지한다.

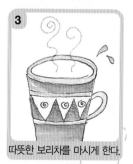

따뜻한 보리차를 마시게 한다.

예민하고 신경질적일 때

유난히 성격이 예민하고 신경질적인 아이들이 있다. 이런 아이의 경우 보통의 아이들에 비해 매사에 훨씬 더 민감하게 반응하고, 지나치게 신경을 곤두세우는 경향이 있는데 자라면서 스트레스를 많이 받게 되면 더 신경질적으로 되기 쉽다. 보통 '아이들이 무슨 스트레스?' 하고 넘기기 쉬운데, 요즘은 초등학생들도 감당하기 힘든 스트레스로 인해 원형탈모증에 걸리는 경우까지 있다고 한다. 소아 스트레스로 인해 병원을 찾는 대부분의 어린 환자들은 주로 말을 많이 하지 않거나 행동이 산만하며 소파나 벽 등을 자꾸 올라타곤 한다. 또 부모와 눈을 맞추려 하지 않으며 짜증이 갑자기 늘고 공격적인 행동을 많이 보이기도 한다.

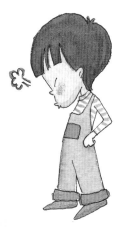

소아정신과 전문의들은 아이가 갑자기 짜증이 늘거나 폭력적이 돼도 단순히 성격 문제로 돌리고 마는 부모가 많은데 이럴 때일수록 제때에 바로 치료해 주는 것이 무엇보다 중요하다고 말한다. 아이들을 힘들게 하는 상황이 무엇인지 찬찬히 살펴보고 아이 입장에서 생각해 보고 배려해 주는 데서 치료는 시작된다.

먼저 아이가 하는 말을 인내심을 갖고 잘 들어주어야 하고, 아이들이 느끼는 감정에 주의를 기울이며, 실수를 했을 때는 지나치게 야단치기보다 아이 스스로 깨닫도록 하는 여유를 가져야 한다. 반면에, 아이가 잘한 행동에 대해서는 크게 칭찬하면서 용기를 북돋워준다.

이 외에 발마사지를 해 주면 아이의 예민한 신경을 부드럽게 풀어 줄 수 있고, 엄마와 아이의 친밀감을 더욱 높일 수 있어 효과적이다.

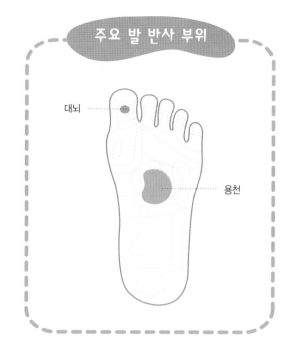

주요 발 반사 부위

대뇌

용천

1 스트레스 해소를 위해 발가락 사이사이를 엄지손가락으로 간지럽히듯이 여러 번 마사지해 준다.

2 용천을 지그시 4초 이상 4~5회 눌러 준다.

3 대뇌 반사구인 엄지발가락을 여러 번 꾹꾹 눌러 자극한 뒤 발가락 사이사이를 전체적으로 마사지해 준다.

4 발가락 전체를 손으로 잡고 앞뒤로 스트레칭해 준다.

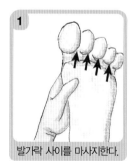

발가락 사이를 마사지한다.

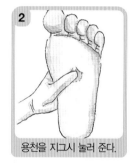

용천을 지그시 눌러 준다.

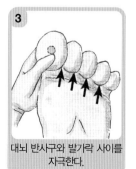

대뇌 반사구와 발가락 사이를 자극한다.

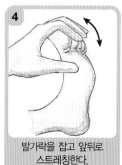

발가락을 잡고 앞뒤로 스트레칭한다.

엄마손이 약손, 아이사랑 발마사지

롱다리로 키우고 싶을 때

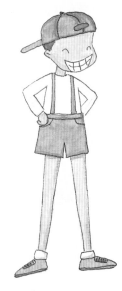

요즘 어린이와 청소년들 사이에선 잘생긴 얼굴보다 '롱다리'를 가진 늘씬한 몸매가 더 큰 관심사다. 유전적으로 키가 작다고 실망하는 사람이 있다면 다음 조사결과를 유심히 보자. 키 크기를 결정하는 요인은 영양이 31%, 운동이 20%, 환경이 26%로, 후천적인 요인이 77%를 차지한다. 이는 부모의 키가 작아도 얼마든지 키 큰 아이로 키울 수 있다는 애기다. 실제로 생활습관을 개선함으로써 아이들의 키를 8할 이상 키울 수 있다고 한다. 그런 만큼 이 시기 부모의 관심이 중요한데, 성장기 어린이의 키는 건강상태를 나타내는 지표이기도 하다.

아이들의 키를 크게 하는 성장호르몬은 목에 있는 갑상선에서 분비된다. 올챙이가 개구리로 변할 때도 바로 티록신이라는 갑상선호르몬이 작용을 한다고 한다. 발가락 사이사이를 손으로 문질러 가며 마사지하면 성장호르몬 분비를 돕고 감기 예방에도 효과가 있다. 특히 엄지발가락의 관절 부위는 성장호르몬을 분비하는 부갑상선의 반사 부위로 바로 성장점인데 이곳을 시간이 날 때마다 '우리아이 쑥쑥 커라'는 주문을 외며 원을 그리듯 마사지해 보자.

어느새 마법처럼 아이의 키가 훌쩍 자라 있을 것이다.

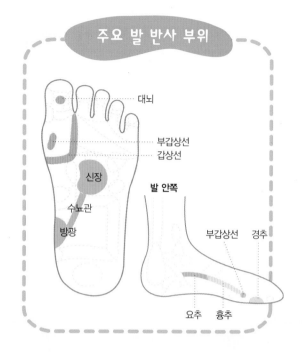

주요 발 반사 부위

대뇌
부갑상선
갑상선
신장
발 안쪽
수뇨관
방광
부갑상선
경추
요추
흉추

1 기본 반사구인 신장-수뇨관-방광을 자극한다.

2 대뇌 반사 부위를 엄지손가락을 이용해서 원을 그리듯 마사지한 후 지그시 눌러 준다.

3 갑상선과 부갑상선 반사 부위를 발가락 방향으로 손으로 문지르듯이 마사지해 준다.

4 발 안쪽의 경추, 흉추, 요추 부분을 엄지손가락을 이용해 활 모양이 되도록 쓸어내린다. 이 동작은 10회 이상 반복해야 효과적이다.

5 발가락 끝을 엄지와 검지를 이용해 가볍게 잡아당겨 준다.

6 아킬레스건을 손바닥 위에 놓고 톡톡 튕기듯이 가볍게 잡아당겨 준다.

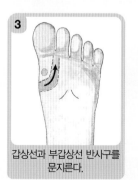

기본 반사구를 자극한다.

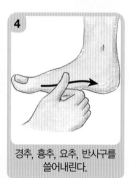

대뇌 반사구를 마사지한다.

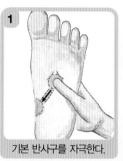

갑상선과 부갑상선 반사구를 문지른다.

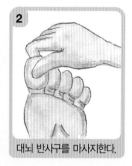

경추, 흉추, 요추, 반사구를 쓸어내린다.

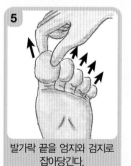

발가락 끝을 엄지와 검지로 잡아당긴다.

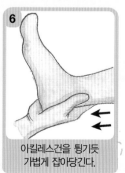

아킬레스건을 튕기듯 가볍게 잡아당긴다.

외향적으로 키우고 싶을 때

스위스의 정신의학자 융(Jung, Ganl Gustar)은 관심(Libido)이 외부로 향하면 외향적, 자신의 내부로 향하면 내향적 성격이라 구분했다. 이런 성격적 특성은 어렸을 때부터 나타나는 경우가 많다. 우선 외향적인 성격을 지닌 아이들은 다른 아이들과 어울리기를 좋아한다. 이런 아이들은 외부의 자극에서 힘을 얻지만 혼자 있으면 기운이 없는 모습을 보이게 된다. 반면 내향적 성격의 아이들은 외부로 뛰쳐나가기보다는 집에 있기를 좋아하며 친구를 사귀어도 한두 명과 깊게 사귄다.

부모 입장에서 보면 한창 활발하게 자라야 할 자녀가 매사에 자신이 없고 의기소침해 보이면 여간 신경 쓰이는 것이 아니다. 더욱이 요즘처럼 형제 없이 혼자 자라거나 또래가 없어 혼자 노는 아이들은 성장하면 내향적 성격의 아이가 되기 쉽다.

아이의 성격이 지나치게 소심한 것은 타고나는 것보다 환경이 원인이 되는 경우가 많다. 따라서 아이를 활발하고 씩씩하게 키우려면 주눅들지 않도록 자신감을 길러 주는 엄마의 배려가 필요하다.

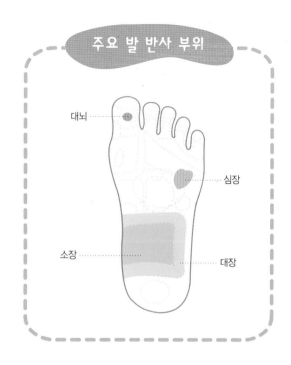

대뇌

심장

소장

대장

1 용천을 엄지손가락 지문 부위로 지그시 4초간
누르기를 3회 반복한다.

2 대뇌 반사구를 자극해 두뇌의 혈액순환이
활발해지도록 도와준다.

3 왼발의 넷째 발가락 아래에 있는 심장 반사
부위를 엄지손가락을 이용해 원을 그리면서
마사지하다가 중앙에서 지그시 눌러 준다.

4 소장 반사구를 뒤꿈치 방향으로 쓸어내린다.

5 소장 반사구의 바깥 부분인 대장 반사구를
엄지손가락을 이용해 화살표 방향으로 쓸어 준다.

6 주먹을 가볍게 쥐고 발뒤꿈치를 때려 준다.
뒤꿈치는 남성호르몬인 안드로겐의 자극점이므로
아이를 외향적으로 키우고 싶을 때 효과적이다.

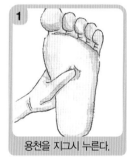

1 용천을 지그시 누른다.

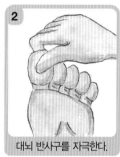

2 대뇌 반사구를 자극한다.

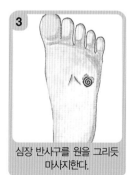

3 심장 반사구를 원을 그리듯
마사지한다.

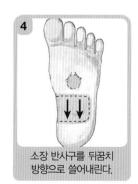

4 소장 반사구를 뒤꿈치
방향으로 쓸어내린다.

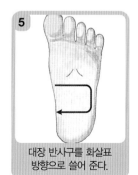

5 대장 반사구를 화살표
방향으로 쓸어 준다.

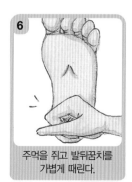

6 주먹을 쥐고 발뒤꿈치를
가볍게 때린다.

엄마손이 약손, 아이사랑 발마사지

유난히 주의가 산만할 때

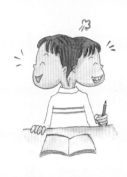

한 가지 일에 집중하지 못하고 이 일 저 일을 번갈아 하거나 집 안에서도 한 곳에 있지 못하고 수시로 왔다 갔다 한다. 가만히 앉아 있는 듯 해도 금세 발을 까불며 유난히 부산하게 움직이는 아이들이 있다. 이런 아이들을 주의가 산만하다고 한다.

아이들이 이렇게 산만한 것은 정서불안이 원인일 수 있으니 부모의 세심한 관찰과 배려가 필요하다. 또한 정서불안이 아니더라도 아이가 지나치게 산만하고 집중을 못하면 단체생활이나 학습에 문제가 생길 수도 있다.

부모의 성격에 따라서도 아이가 산만해질 수 있다. 집안 분위기가 차분하지 않고 정리정돈이 잘 되어 있지 않거나 아이가 무언가를 해 내도 부모가 무관심하며 아이와 한 약속을 자주 잊어버리면 성격이 산만해지기 쉽다는 것이다. 부모의 말이 아이의 빠르거나, 말을 하면서 상대방의 눈을 쳐다보지 않고 이리저리 굴리고 일을 하면서 아이와 대화를 하는 습관이 있다면 아이도 부모를 닮기 쉽다. 엄마가 차분히 앉아서 대화하고, 독서를 하거나 음악을 듣는 습관이 있다면 엄마의 영향을 받아 아이도 조금씩 산만함이 줄어들 수 있다.

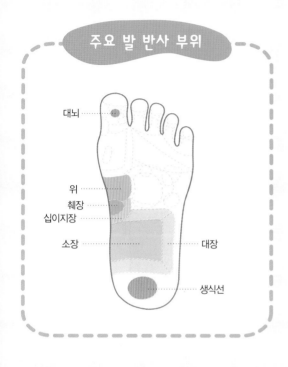

주요 발 반사 부위

- 대뇌
- 위
- 췌장
- 십이지장
- 소장
- 대장
- 생식선

1 엄지손가락을 이용해 용천을 4초 이상 지그시 눌러 준다.

2 집중력을 높이기 위해서 앞머리 반사구인 발가락 5개의 도톰한 부분을 엄지손가락으로 4초 이상 지그시 눌러 자극한다.

3 위장, 십이지장, 소장 반사구를 미끄러지듯이 엄지손가락을 이용해 자극해 준다.

4 소장, 대장, 생식선 반사구를 뒤꿈치 방향으로 쓸어내린다.

5 양쪽 손가락의 끝을 이용하여 사과를 쪼개듯 발 전체를 마사지한 다음 살살 흔들어서 자극한 부분을 시원하게 풀어 준다.

아이의 성격이 산만하다면 무조건 야단을 치기보다는 시간이 날 때마다 아이와 눈을 맞추고 차분하게 발마사지를 해 주어 보자. 차츰 아이의 정서도 안정되고 성격도 차분해질 것이다.

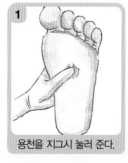

1 용천을 지그시 눌러 준다.

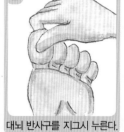

2 대뇌 반사구를 지그시 누른다.

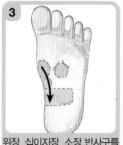

3 위장, 십이지장, 소장 반사구를 쓸어내린다.

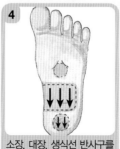

4 소장, 대장, 생식선 반사구를 쓸어내린다.

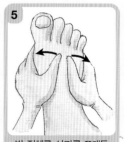

5 발 전체를 사과를 쪼개듯 마사지해 준다.

밤에 울고 짜증이 심할 때

아이를 키우다 보면 밤마다 울면서 깨는 경우가 있다. 보통 아이들은 몸이 불편하거나 아플 때, 배가 고플 때 울음으로 신호를 보낸다. 그리고 아무런 이유 없이 습관적으로 가짜울음을 울기도 한다.

특히 돌이 지난 아기들의 경우 밤중에 일어나 칭얼대는 것을 막기 위해선 규칙적인 습관을 들이는 것이 중요하다. 잠잘 시간이 되면 아이에게 잘 시간이라는 것을 알고 편안하게 잠들 수 있는 환경을 만들어 준다. 주변을 조용하게 한 후 책을 읽어 주는 것도 좋으며, 일단 잠자리에 들면 잠을 안 자더라도 잠자리에 있어야 한다는 것을 인식하게 해 준다. 또한 잠들기 전에는 자극성이 있는 TV 프로그램 시청을 피하고, 따뜻한 물로 목욕을 시켜 준다. 아이는 잠을 자면서 얼굴을 찡그릴 수 있고, 주먹을 쥐거나, 눈동자가 돌아갈 수 있고, 손발을 갑자기 움직일 수도 있기 때문에 아이가 자면서 하는 행동에 대해서 과잉반응을 보이지 않도록 한다. 그러나 악몽을 꾸거나 두려워할 때는 즉시 안심시키며 잘 달래 주도록 한다. 이 시기 아이들에게는 아직도 분리 불안이 있기 때문에 정서적 안정과 자신감을 길러 주는 과정이 필요하다.

한밤중에 일어나 울고 짜증을 부릴 때 조용히 발이나 신체 부위 등을 마사지해 주면 아이는 엄마와의 신체접촉을 통해서 정서적 안정감을 느끼게 되고 편안하게 다시 잠들게 될 것이다.

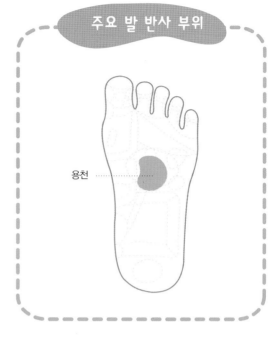

주요 발 반사 부위

용천

1 손에 적당량의 베이비오일을 바르고 스트레칭 기법을 이용해 발 전체를 부드럽게 마사지해 준다.

2 엄지손가락을 이용해서 원을 그리듯이 지그시 눌러 주는 기법으로 용천을 자극해 준다.

3 아이의 양 발목을 잡고 양쪽으로 흔들어 주면서 발을 시원하게 풀어 준다.

4 양쪽 다리를 함께 잡고 엉덩이에서 발목까지 전체적으로 주물러 펴 준다.

5 마지막으로 발목을 양손 위에 놓고 살짝 털어 준다.

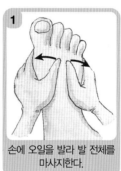

손에 오일을 발라 발 전체를 마사지한다.

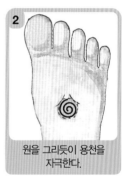

원을 그리듯이 용천을 자극한다.

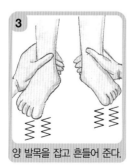

양 발목을 잡고 흔들어 준다.

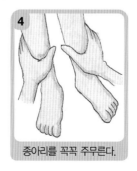

종아리를 꾹꾹 주무른다.

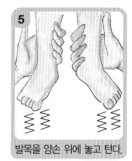

발목을 양손 위에 놓고 턴다.

밥을 잘 안 먹고 편식할 때

식사 시간마다 전쟁을 치르는 집이 있다. 엄마는 한 숟가락이라도 더 먹이려 하지만 아이는 고개를 돌리기 일쑤. 이처럼 아이들은 자라면서 점점 싫어하는 음식이 많아지고 거부하는 경우가 생기는데 이렇게 편식이 심해지면 신체 발달에 불균형을 초래할 수도 있다. 따라서 부모가 많은 관심을 갖고 어렸을 때부터 좋은 식습관을 형성하도록 해 준다.

편식 습관을 고친다고 아이가 싫어하는 음식을 억지로 먹여서는 안 된다. 또 지나치게 음식을 권하지 말고 아이 스스로 음식을 관찰하고 식욕이 생기도록 잠시 여유를 주는 것이 좋다. 먹지 않는다고 다그치거나 강압적으로 먹으라고 윽박지르면 편식 습관은 더 심해지기 때문이다. 너그러운 마음으로 끈기 있게 반복해야 한다.

아이를 요리하는 과정에 참여시켜 요리하는 즐거움을 알게 해 주는 것도 음식에 대한 거부감을 줄이는 방법이다. 당근을 싫어하는 아이에게 당근을 만져 보게 하거나 색깔을 보여 준 다음 요리할 때 직접 냄비에 집어넣게 하면 자신이 만들었다는 생각에 잘 먹게 된다. 또 아이가 식사를 할 때는 서두르지 말

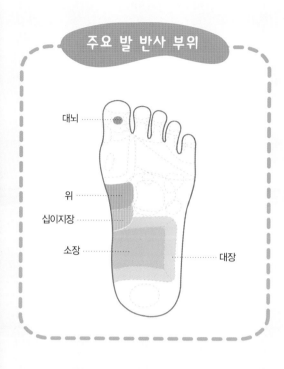

대뇌

위

십이지장

소장

대장

1. 기본 반사구인 신장–수뇨관–방광을 엄지손가락을 이용해서 부드럽게 자극해 준다.

2. 대뇌 반사구인 엄지발가락의 중앙 부분을 지그시 눌러 준다.

3. 소화기의 가장 중요한 부분을 담당하고 있는 위 반사구를 자주 눌러 준다.

4. 소장 반사구를 뒤꿈치 방향으로 쓸어내려 준 다음 대장의 반사구를 위에서 아래로 훑어 마무리해 준다.

고 충분한 시간을 주며 옆에 함께 앉아 있어 주는 것이 좋다. 식욕을 돋워 주기 위해 운동을 적당히 시키는 것도 좋다.

발 반사 부위 중 식욕을 증진시키는 소화기 계통 부분을 자주 마사지해 주면 도움이 된다. 아이가 먹는 것을 즐거워할 것이다.

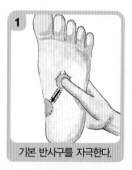

기본 반사구를 자극한다.

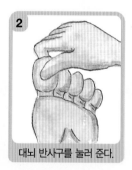

대뇌 반사구를 눌러 준다.

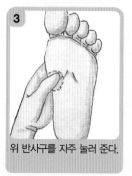

위 반사구를 자주 눌러 준다.

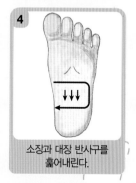

소장과 대장 반사구를 훑어내린다.

사시사철 감기를 달고 살 때

아이를 키우다 보면 여러 가지 일이 생길 수 있다. 그중에서 엄마들이 가장 속 상할 때는 아이가 아플 때일 것이다. 요즘은 대기나 환경 오염이 심해지면서 일 년 내내 감기를 달고 사는 아이들이 많아졌다.

아이들은 엄마 뱃속에서 받은 자연치유력, 즉 면역력으로 살아간다. 이 자연 치유력은 휴대폰의 건전지와 같다. 충전이 되지 않으면 통화를 할 수 없듯이 우리 몸 안의 면역력이 저하되면 제일 먼저 감기에 걸리게 된다. 따라서 감기 에 잘 걸린다는 것은 면역력이 떨어졌다는 것을 의미한다.

흔히들 감기는 큰 병이 아니라며 소홀하게 넘어가는 경우가 많다. 하지만 '감 기는 만병의 근원'이라는 말처럼 다른 병으로 전이될 우려가 크기 때문에 조 심해야 한다. 실제 감기는 몸살, 콧물, 코막힘, 열, 기침, 복통, 인후통 등의 증 상으로 나타나다가 합병증이 오면 걷잡을 수 없이 복잡해진다.

따라서 감기에 대항할 힘을 길러 주는 자연치유력을 증가시키는 것이 중요한 데, 면역력을 높이려면 우리 몸에서 면역 항체를 만들어 내는 임파선을 튼튼 하게 해야 한다. 임파선은 세균 면역력을 높이는 작용을 한다. 영양소를 골고

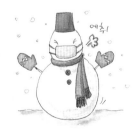

루 섭취하고, 적당한 운동을 하고, 긍정적인 사고를 하며, 목욕을 자주 하고, 자기가 좋아하는 일을 즐겁게 하면 임파선을 튼튼하게 하고 인체의 면역력을 높일 수 있다.

부드러운 발마사지도 임파선의 기능을 높이는 방법 중 하나. 감기 예방에 좋은 발 반사 부위를 수시로 마사지해 주면 아이를 괴롭히는 감기가 멀리 달아날 것이다.

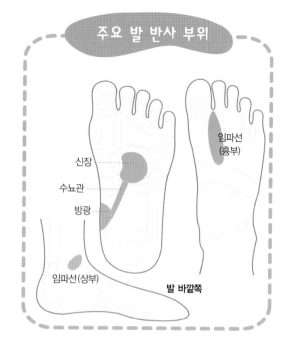

주요 발 반사 부위

임파선 (흉부)
신장
수뇨관
방광
임파선(상부)
발 바깥쪽

1 기본 반사구인 신장–수뇨관–방광을 엄지손가락으로 부드럽게 자극한다.

2 발가락 사이사이를 엄지손가락으로 쓸어 준다.

3 발등의 임파선 상응 부위를 발목 방향으로 수회 문질러 준다.

4 목, 가슴, 겨드랑이, 서혜부에 위치한 임파선의 주요 반사구가 모여 있는 복사뼈 부위를 손가락 전체를 이용하여 원을 그리듯 부드럽게 마사지해 준다.

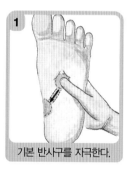

기본 반사구를 자극한다.

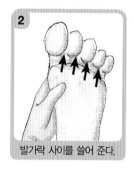

발가락 사이를 쓸어 준다.

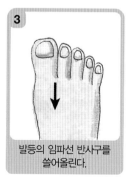

발등의 임파선 반사구를 쓸어올린다.

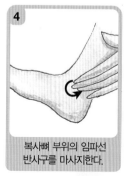

복사뼈 부위의 임파선 반사구를 마사지한다.

자주 배 아파할 때

누구나 어릴 적에 한 번쯤은 '엄마 손은 약손' 하면서 아픈 배를 쓸어 주던 엄마의 무릎에서 잠들어 버린 기억이 있을 것이다. 엄마 손이 약손이라는 것이 신빙성이 없는 이야기라고 무시해 버린 적도 있지만 이러한 스킨십의 효과는 현대에 와서 '유아 마사지'란 이름으로 재조명받고 있다. 이를 통해 부모와 자녀간의 신뢰감 형성은 물론 아이의 신체발달과 정서발달, 숙변 제거에 도움이 된다고 전문가들은 말한다. 옛 어른들의 지혜를 엿볼 수 있는 부분이다. 복통은 흔히 음식을 먹고 체하거나 찬것을 많이 먹고 배를 차게 했을 때 생긴다. 그리고 몸이 차고 체질적으로 장이 약한 아이들도 복통을 자주 호소한다. 몸이 냉해서 오는 복통은 주로 배꼽 주위가 아프고 묽은 변을 보는 것이 특징이다.

이와 같이 특정 질병이 있지 않은 복통의 경우 따뜻한 음식을 먹이고 배를 따뜻하게 해 주는 것이 효과적이다. 옛날 어른들처럼 배를 아래위로 둥글게 쓸어내리면서 마사지해 주는 것도 마찰력에 의해 배를 따뜻하게 하는 좋은 방법이다.

발마사지를 통해서 소화와 관계된 위나 장의 반사 부위를 마사지해 주는 것도 좋다. 특히 관련 반사구를 꾸준하게 마사지해 주면 아플 당시의 응급처치뿐 아니라 기능을 개선시켜 고질적인 복통을 낫게 해 준다.

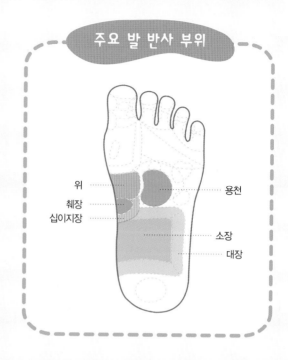

주요 발 반사 부위

위
췌장
십이지장
용천
소장
대장

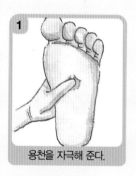

1 용천을 자극해 준다.

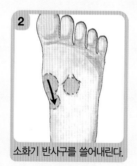

2 소화기 반사구를 쓸어내린다.

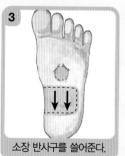

3 소장 반사구를 쓸어준다.

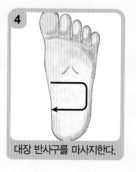

4 대장 반사구를 마사지한다.

1 용천을 엄지손가락으로 지그시 누른다. 4초씩 3회 반복한다.

2 위·췌장·십이지장 반사구를 모아서 한꺼번에 9회 정도 쓸어 내린다.

3 소장 반사구를 발뒤꿈치 쪽으로 쓸어내린다.

4 대장 반사구를 화살표 방향으로 쓸어내리며 마사지한다.

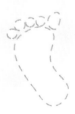

엄마손이 약손, 아이사랑 발마사지

소아비만이 걱정될 때

잘못된 식생활 습관과 과잉보호, 운동부족 등이 원인이 되어 어릴 때부터 뚱뚱한 비만아동들이 급증하고 있다. 실제 국내 초등학생 10명 가운데 3명이 소아비만이라는 조사결과가 나와 소아비만의 심각성을 일깨우고 있다. 의사들은 아이들의 비만은 부모들의 책임이 크다고 말한다. 아이들에 대한 관심이 지나치거나 아니면 관심이 없을 때 비만이 나타나기 쉽기 때문이다.

소아비만은 단순히 어린 시절, 외관상의 문제로 끝나지 않는다. 비만아동 가운데 80~85%가 성인비만으로 이어진다. 게다가 더욱 심각한 것은 비만아동 10명 가운데 3명 이상이 고지혈증과 지방간, 고혈압, 당뇨 등 소아 성인병 증세를 보인다는 사실이다.

아이들은 어른과 달리 키가 계속 자라면서 비만도가 감소되므로 무리하게 체중을 줄이지 말고 유지만 해 줘도 소아비만의 걱정에서 벗어날 수 있다. 평소 부모가 꾸준하게 발마사지로 소화기를 자극하여 영양분이 골고루 퍼질 수 있게 도와주면 소아비만을 줄일 수 있다.

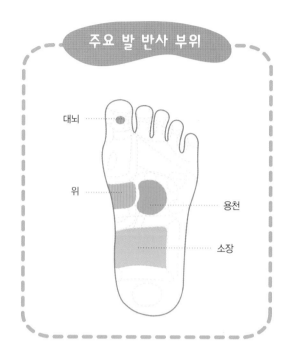

대뇌

위

용천

소장

1 엄지손가락으로 대뇌의 상응 부위인 엄지발가락 안쪽의 도톰한 부분을 자극한다.

2 용천 부위를 4초씩 3회 자극한다.

3 위 반사구를 원을 그리듯 지그시 누른다.

4 소장 상응 부위인 발바닥 가운데 아랫부분을 자극한다. 가스가 차서 영양흡수가 잘 안 될 때 효과가 있다. 이 부위를 자극하면 가스 배출이 잘되고, 영양분이 대사로 산화되어 살을 빼는 데 도움이 된다.

5 발마사지를 한 후 따뜻한 물이나 차를 마시게 한다. 발마사지를 하고 나면 혈액순환이 활발해지면서 몸속에 남아 있는 노폐물들이 일어나 혈액이 탁해질 수 있다. 따뜻한 물이나 차를 마시면 이런 노폐물을 원활하게 배출하는 데 효과가 있다.

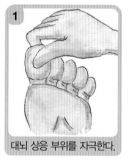

대뇌 상응 부위를 자극한다.

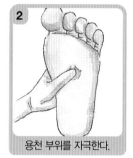

용천 부위를 자극한다.

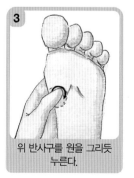

위 반사구를 원을 그리듯 누른다.

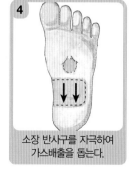

소장 반사구를 자극하여 가스배출을 돕는다.

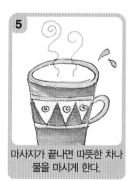

마사지가 끝나면 따뜻한 차나 물을 마시게 한다.

소아당뇨 증세가 있을 때

흔히 성인병으로 불리는 당뇨병이 최근에는 어린이에게도 나타난다. 소아당뇨는 성장기에 있는 아동들에게 성장장애, 손가락 관절장애, 뇌파이상 등을 초래할 수도 있다. 증상의 시작도 갑작스럽기 때문에 자칫 생명의 위험을 느낄 수도 있으므로 주의해야 한다. 소아 당뇨병은 주로 11세에서 13세 사이의 빨리 자라는 아이들에게 잘 생긴다.

소아 당뇨병도 성인 당뇨병과 마찬가지로 인슐린 의존형과 비의존형으로 구분된다. 인슐린 의존형은 체내에서 혈당을 조절하는 인슐린이 분비되지 않아 인슐린주사에 의존해야 하는 경우를 말한다.

비의존형은 비만 등으로 인슐린 작용이 감소하는 것으로 체중을 줄이거나 식이요법 등으로 조절이 가능한 경우이다. 소아당뇨의 90%는 인슐린 의존형으로 바이러스 감염 후 자가항체가 생기거나 아황산가스, 질소 등 공해물질에 의해 췌장이 파괴돼 발생한다.

주로 10~13세 또는 6~8세에 많이 생기며, 한 번 발병하면 췌장이 재생되지 않아 평생 인슐린주사를 맞아야 한다. 우리나라는 소아당

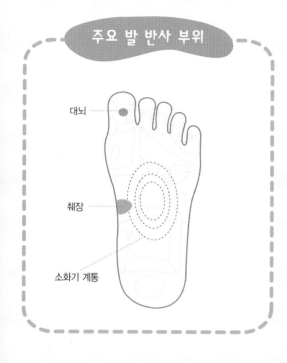

주요 발 반사 부위

- 대뇌
- 췌장
- 소화기 계통

1 기본 반사구인 신장-수뇨관-방광을 엄지손가락으로 자극한다.

2 모든 지시를 받고 내리는 대뇌는 아이들의 성장에 가장 중요한 역할을 하는 부분. 따라서 대뇌 반사구는 수시로 자극해 주는 것이 좋다.

3 췌장 반사구를 원을 그리듯이 마사지해 준 후 지그시 눌러 준다.

4 소아 당뇨 증세를 보일 때는 몸이 붓기도 한다. 이때 발 사이사이를 간질이듯이 마사지해 주면 부기를 가라앉히는 데 효과적이다.

5 발바닥 전체를 시계방향으로 원을 그리듯이 마사지해 주어 소화기 계통을 전체적으로 자극해 준다.

뇨 환자가 인구 10만 명당 한두 명으로 서구보다 발병률이 낮은 편이나 최근 급증하고 있는 것으로 나타나고 있다.

당뇨병의 전형적인 증상으로는 갈증이 심해 물을 많이 마시고 소변을 많이 보는 증상이 있다. 어린 아이의 경우 밤에 오줌을 못 가리는 것이 첫 증상일 수도 있다. 식욕이 왕성해져서 많이 먹는데도 살이 빠지며 쉽게 피로해하거나 잘 크던 아이가 신경질적이 되기도 하며, 다리나 배가 아프다고 할 때도 소아당뇨를 의심해 볼 수 있다.

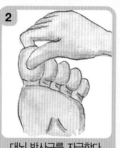

대뇌 반사구를 자극한다.

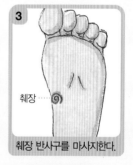

췌장

췌장 반사구를 마사지한다.

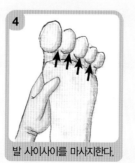

발 사이사이를 마사지한다.

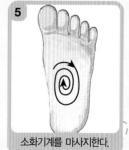

소화기계를 마사지한다.

급하게 먹다 체했을 때

아직 소화 능력이 제대로 발달되지 않은 아이들은 위에 무리가 가는 음식을 먹었거나 급하게 먹었을 경우 체하기 쉽다. 또 먹기 싫어하는 음식을 억지로 먹였을 때도 마찬가지. 아이가 체하면 답답해하고 갑자기 열이 오르거나 구토를 하기도 한다. 이때는 소화 능력이 떨어져 있으므로 기름진 음식은 먹이지 말고 적은 양으로도 열량을 충분히 낼 수 있는 것을 먹이는 것이 좋다.

보통 어른들은 체하거나 속이 좋지 않으면 한두 끼는 굶기 마련이다. 그러나 아이가 체했을 때는 무조건 굶기기보다는 여러 가지 응급처방을 해 주어 빨리 낫도록 하는 것이 좋다. 어린 아이들은 비축된 에너지가 적어 금방 탈수 증세가 나타날 수 있기 때문이다.

손바닥 전체로 배꼽과 명치 사이를 시계방향으로 쓰다듬어 주고, 급체를 했다면 바늘을 소독해서 엄지손가락의 손톱 뿌리 바로 아래를 찔러 혈액순환이 잘되게 해도 도움이 된다. 자주 체하는 아이는 비장과 위장의 기능이 약한 경우가 많다. 이런 아이들에게는 비장과 위장의 면역성을 기르는 발마사지를 해 주는 것이 좋다.

아이가 토하는 것을 그친 후, 더 이상 토할 기미가 보이지 않으면 약간의 수분을 줘 보고 괜찮으면 점차 양을 늘리다 유동식을 먹이도록 한다. 하지만 젖먹이 아기가 젖을 먹을 때마다 토하며 토한 젖 속에 혈성 또는 녹색 물질이 섞여 있거나 구토 외에 열이 나고 배가 팽만하는 등의 증세가 나타나면 소아과 전문의의 진찰을 받도록 한다.

1 소화를 촉진하고자 할 때는 먼저 대뇌 반사 부위인 엄지발가락을 여러 번 자극해 준다.

2 위장 · 췌장 · 십이지장 반사 부위를 각각 4초씩 3회 지그시 눌러 자극한 다음 위장에서 십이지장 반사 부위까지 9회 이상 쓸어 준다. 덩어리가 느껴지면 부드럽게 풀어 준다

3 용천에서 소장 반사 부위까지 3회 이상 쭉 강하게 훑어 내려간 다음 다시 용천에서 소장 반사 부위를 살살 마사지해 풀어 준다

4 급체했을 때는 엄지손가락으로 발의 안쪽 위 · 췌장 · 십이지장 · 소장의 반사구를 10~20회 정도 강하게 쓸어 준 다음 각 부위를 엄지로 꾹꾹 눌러 준다. 10~20회 반복한다.

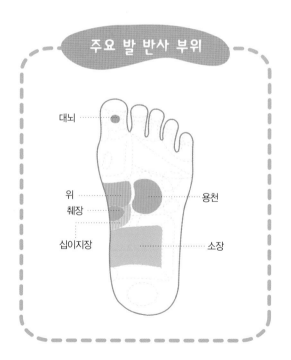

주요 발 반사 부위

대뇌

위
췌장
십이지장

용천

소장

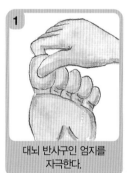

대뇌 반사구인 엄지를 자극한다.

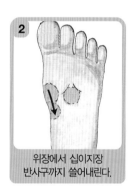

위장에서 십이지장 반사구까지 쓸어내린다.

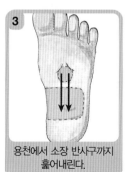

용천에서 소장 반사구까지 훑어내린다.

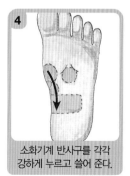

소화기계 반사구를 각각 강하게 누르고 쓸어 준다.

축농증이 있을 때

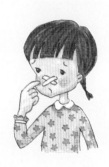

감기에 걸린 것이 아닌데도 늘 코맹맹이 소리를 하는 아이들이 있다. 듣는 사람도 거북하지만 정작 본인 자신은 꽉 막힌 코로 인해 더 답답하기 마련이다. 이런 증상이 축농증에 걸린 경우라고 할 수 있다. 축농증은 코와 부비동 점막에 급·만성 염증이 생긴 상태로 가장 흔한 만성 질환 중 하나이다.

축농증의 원인은 감기이다. 우리가 보통 코감기라고 하는데 이것은 엄밀히 말해서 급성비염이다. 즉, 바이러스나 세균에 의해 코 점막에 염증을 일으키고 계속해서 이 염증이 부비동의 점막까지 전이되면서 점막이 부종을 일으키기 때문에 부비동의 개구부가 폐쇄되고 염증성 산물인 농이 고이게 된다.

어린 아이의 경우에 감기가 오랫동안 지속되어 하얀색 콧물이 노랗게 바뀌고 기침을 하게 되면 급성축농증이 될 수 있으므로 관찰을 잘 해야 한다. 콧물, 기침, 입 냄새 등이 동반되며 심할 경우 누런 색깔의 콧물 코막힘 증상 등이 나타날 수 있다.

축농증이 있는 학생이 공부할 때 엎드려서 하면 증상이 악화될 수 있다. 증세가 6~12주 이상 지속된다면 만성에 해당하는데, 만성축농증의 경우에는 심하면 이명증이나 난청 등의 증상이 일어날 수 있고 병이 진행되면 중이염이나 다른 합병증을 일으킬 수도 있다. 또 아이들의 편도선염, 아데노이드비대와 인두염 등은 축농증을 유발하는데 치아의 병, 특히 충치가 있을 때 치근(齒根)에 염증이 파급되어 축농증이 유발되는 경우도 흔하다.

어린 아이의 축농증 치료는 심신 안정과 함께 실내공기를 깨끗이 환기시키고 25℃ 전후의 온도와, 70~80% 이상의 습도를 유지하는 것이 중요하다. 취침 시에는 더욱 세심한 주의가 필요하다.

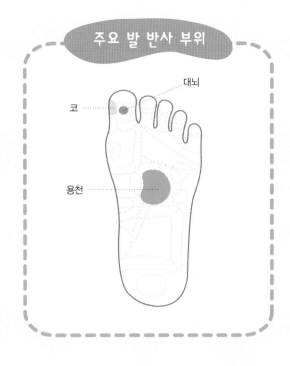

주요 발 반사 부위

대뇌
코
용천

1 용천을 엄지손가락을 이용해 원을 그리듯이 마사지한 다음 지그시 눌러 자극해 준다.

2 대뇌 반사구인 엄지발가락 안쪽의 도톰한 부분을 원을 그리듯 자극한 다음 지그시 누른다.

3 코 반사구인 엄지발가락의 바깥 부분을 손끝으로 지그시 눌러 준 다음 발가락의 옆 부분을 전체적으로 쓸어 준다.

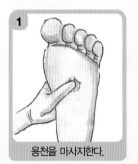

용천을 마사지한다.

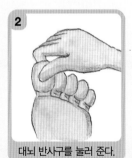

대뇌 반사구를 눌러 준다.

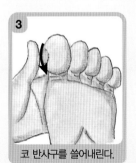

코 반사구를 쓸어내린다.

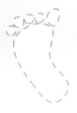

소아변비가 심할 때

아이들이 자주 변비 증세를 보여 애먹는 엄마들이 많다. 아이가 변을 보지 못해 끙끙거리고 힘들어하면 어떤 방법을 사용해서라도 고쳐 주고 싶은 것이 엄마의 심정이다. 변비 자체의 고통도 고통이지만 변비로 인해 먹은 음식물 찌꺼기가 장 내에 오래 머물게 되면 혈액이 탁해져 순환에 영향을 주어 피부도 거칠어지며 뇌의 활동을 느리게 해 두통이 생기기도 한다.

아이들의 변비는 주로 장 기능이 약하거나 잘못된 식습관이나 생활습관 때문에 오는 수가 많다. 하지만 간혹 장에 이상이 생겨 변비가 오는 수도 있으므로 주의 깊게 살펴 보아야 한다. 변비는 심리적인 원인도 크다. 지나치게 긴장하거나 스트레스를 받을 때도 변비가 생긴다. 토끼똥처럼 동글동글하면서 변이 굳은 경우는 긴장성 변비라고 할 수 있다.

변비가 심해지면 간혹 항문이 찢어지는 아이가 있다. 아이들이 그런 경험을 하다 보면 변을 보다가 항문이 또 아플까 봐 변을 참게 되고 이 때문에 변비가 생기는 악순환이 되기도 한다. 변비로 항문이 찢어지거나 피가 나는 경우는 따끈한 물에 엉덩이를 담그게 해 좌욕을 시켜 주는 것이

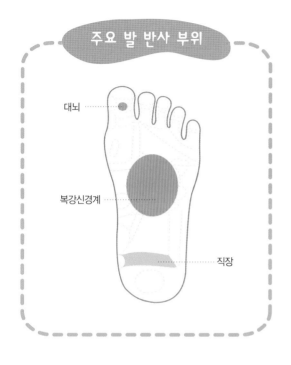

주요 발 반사 부위

대뇌

복강신경계

직장

1 대뇌의 상응 부위인 엄지발가락을 원을 그리듯 마사지한 후 지그시 눌러 준다.

2 발바닥의 중심 부분, 용천 부위를 중심으로 복강신경군의 반사구 전체를 자극해 준다. 이 부분은 배 안의 모든 자율신경을 조절해 주는 역할을 하기 때문에 엄지손가락을 이용하여 원을 그리듯 부드럽게 자극해 주면 좋다.

3 직장 상응 부위를 엄지손가락으로 발뒤꿈치를 향해 잘 눌러 준다. 이 부분은 효과가 높은 반사구이므로 엄지손가락으로 4초 이상 지그시 눌러서 자극한 후 뒤꿈치 방향으로 쓸어내려 준다.

좋다. 한 번에 10분씩 하루 4~5회 좌욕을 하면 일시적으로 효과가 있다.

이러한 변비 증상은 음식물 조절로 충분히 완화시킬 수 있다. 우선 과일, 야채, 찬 우유, 요구르트 등을 주어 장을 자극하고 일광욕이나 외기욕, 전신운동이나 발마사지를 해 장의 운동을 활발하게 해 준다.

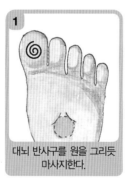

대뇌 반사구를 원을 그리듯 마사지한다.

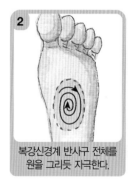

복강신경계 반사구 전체를 원을 그리듯 자극한다.

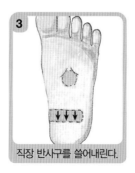

직장 반사구를 쓸어내린다.

편도선이 부었을 때

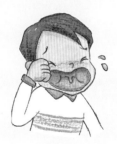

목구멍 안쪽에 발달한 림프세포인 여포의 집합체를 편도라고 한다. 아이들이 감기를 자주 앓게 되면 면역기능을 발휘하느라 편도선이나 아데노이드가 커지게 된다. 하지만 6~7세가 지나면 몸 전체의 면역기능이 성숙해지고 호흡기 감염도 줄어들기 때문에 편도선이나 아데노이드의 크기가 점점 줄어들기 시작한다.

감기에 걸릴 때마다 곧잘 목이 붓고, 편도선 때문에 열에 시달리는 아이들이 있다. 이럴 때 편도선 수술을 하면 좋아질 것으로 기대하는 부모들이 많지만 이것은 잘못된 생각이다. 사실은 아이들이 편도선이 부어 감기에 걸리는 것이 아니라 감기로 인한 감염을 방어하기 위해 편도선이 붓는 것이기 때문이다.

알고 보면 편도선은 아주 고마운 기능을 하는 기관이다. 아이들의 목구멍에 버티고 있는 편도는 마치 수문장처럼 몸 안에 세균 등 병균이 들어오는 것을 막아 주고 병에 대한 저항성을 높여 주는 면역글로불린이라는 물질도 만들어 낸다. 이러한 면역기능은 아데노이드도 마찬가지이다. 감기에 걸렸을 경우 편도선이나 아데노이드가 면역기능을 발휘하기 때문에 폐렴이 되는 것을 예방할 수도 있다.

편도선염에 잘 걸리는 아이들은 일교차가 클 때 옷을 따뜻하게 입히고 실내를 건조하지 않도록 하는 등 예방에 힘 써야 한다.

평소에 아이를 피곤하지 않게 하고 자주 물이나 과일주스 등을 주어 수분을 충분히 섭취하게 하는 것도 중요하다. 자주 편도선염을 앓는 아이는 외출에서 돌아왔을 때와 밤에 자기 전 냉수나 미지근한 물로 양치질을 하면 좋다.

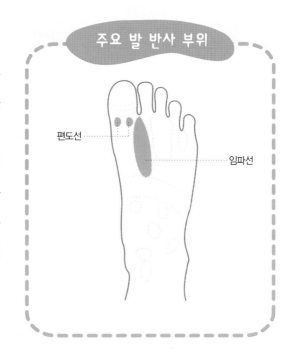

주요 발 반사 부위

편도선

임파선

1 양손을 겹쳐서 용천을 자극한다.

2 발가락 사이사이를 양 엄지손가락을 이용하여 간질이듯 마사지한다.

3 발등의 엄지 발톱 밑 부분이 편도선 반사구이므로 화살표 방향으로 쓸어내리며 자극한다.

4 엄지발가락 안쪽을 엄지손가락을 이용하여 발가락 끝에서 아래로 쓸어내려 준다.

5 임파선 반사구를 발등 방향으로 미끄러지듯 자극해 준다.

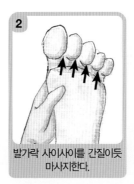

발가락 사이사이를 간질이듯 마사지한다.

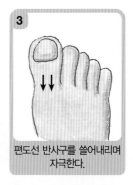

편도선 반사구를 쓸어내리며 자극한다.

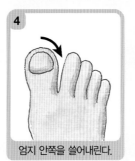

엄지 안쪽을 쓸어내린다.

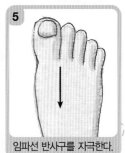

임파선 반사구를 자극한다.

엄마손이 약손, 아이사랑 발마사지

스트레스와 피로 풀어줄 때

현대 사회에서 질병을 일으키는 가장 무서운 원인이 바로 스트레스라고 한다. 어른들은 말할 것도 없지만 아이들 역시 갖가지 스트레스에 시달린다. 아이들이 무슨 스트레스를 받느냐고 반문하는 사람들도 있겠지만 아이들도 나름대로 어려움이 많다.

요즘 아이들은 태어나서 겨우 기어다니거나 걷기 시작할 무렵부터 소위 조기교육을 받는다. TV광고를 보면 두 살배기가 한글을 줄줄 읽고 영어 문장을 유창하게 구사하는 것을 볼 수 있다. 물론 소수의 아이들이다. 하지만 부모들은 그 아이들 수준을 기대치로 삼고 자신의 자녀를 교육시킨다. 무조건 남들을 따라 하기에 바쁘다. 그 수준을 따라가지 못하면 사회에서 낙오될 것으로 생각하고 갖은 학습지와 과외 교육에 열을 올린다.

어릴 때부터 부모의 기대를 받으며 다양한 교육을 받는 것이 결코 나쁜 것만은 아니다. 그러나 아이가 즐거워야 교육의 효과도 기대할 수 있다. 스트레스를 받기 시작하면 아이에게 갖가지 부작용이 생겨 성격이나 건강에 나쁜 영향을 미칠 수 있다. 이럴 때 아이들의 발을 마사지하며, 아이의 눈높이에 맞추

어 대화를 나누어 보자. 아이들의 피로와 스트
레스가 풀릴 것이다.
중학생 이하의 아이들을 마사지할 때는 반드
시 손으로 해야 한다.

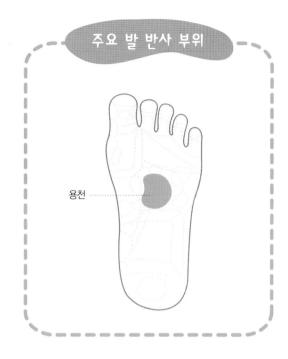

주요 발 반사 부위

용천

1 시원한 물에 향이 좋은 아로마나 발샴푸를
풀어 발을 씻는다. 까실까실한 목욕 장갑을 낀 후
발을 잘 주물러 준다. 발가락 사이사이를 씻고
종아리까지 주물러 주면 더욱 효과적이다.

2 용천을 기분좋을 정도의 압력으로 지그시 4초
정도 누른다. 3회 반복한다.

3 베이비오일을 충분히 묻혀서 발목부터 무릎
위까지 고여 있던 혈액을 끌어올린다.

4 손가락을 발가락에 깍지 끼고 발목을 돌린다.

5 한 손으로 발목을 잡고 다른 손으로 발을
잡아당긴다.

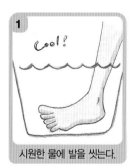

시원한 물에 발을 씻는다.

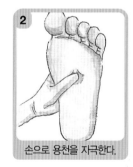

손으로 용천을 자극한다.

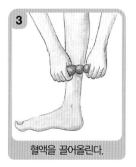

혈액을 끌어올린다.

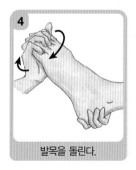

발목을 돌린다.

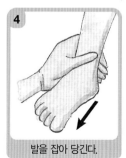

발을 잡아 당긴다.

혈액순환을 돕고 싶을 때

자녀가 고3이 되면 시험이 끝나기 전까지 노심초사 긴장하는 것은 수험생보다는 어쩌면 그 가족들이 더하다. TV도 마음대로 켤 수 없고 발걸음 소리도 제대로 내지 못한 채 온 집안이 수험생 하나를 중심으로 돌아간다.

특히 부모들은 밤샘 공부하는 자녀 옆에서 같이 날밤을 새면서 밤참을 만들어 주기도 하지만 그래도 그것만으로는 부족해 '자녀를 위해 할 수 있는 일이 뭐 없을까' 두리번거리게 된다.

이럴 때 엄마가 직접 해 주는 발마사지는 수험생을 위한 가장 훌륭한 피로 회복제가 될 수 있다. 고3 수험생들은 오랫동안 책상 앞에 웅크리고 앉아 공부를 하기 때문에 대부분 소화가 잘 안 되며 종아리가 붓고 발이 천근만근 무겁다. 또한 발바닥의 말초혈관에 쏠린 혈액이 머리 쪽으로 순환이 되지 않으면 공부하는 것만큼 능률을 기대하기 어려울 수 있다. 이럴 때 발에 있는 소화기관과 대뇌 반사 부위를 마사지해 주면 소화력, 집중력 등이 좋아지고 스트레스도 풀리며, 부모의 따뜻한 보살핌을 받고 있다는 생각에서 안정감도 얻게 된다.

수험생에게 하는 발마사지는 천천히 하는 것이 좋다. 신경이 예민한 상태이고, 불안과 초조감 때문에 지나치게 자극적이거나 너무 아프게 누르는 것은 금물이다. 책상에 오래 앉아 있게 되면 혈액이 다리 쪽으로 몰리게 된다. 많은 정보를 입력하고 입력해 놓은 정보를 꺼내 쓰기 위해 혈액이 머리 쪽으로 와야 하는 수험생들에겐 좋지 못한 현상이다. 발 쪽으로 쏠린 혈액 때문에 머리 쪽의 피가 모자라 집중력이 떨어지기 때문이다. 이럴 때는 발 쪽에 고인 혈액을 심장 쪽으로 끌어올려 주는 방법이 아주 좋다.

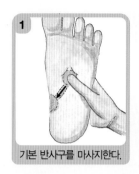

기본 반사구를 마사지한다.

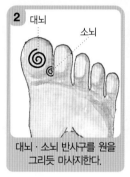

대뇌 · 소뇌 반사구를 원을 그리듯 마사지한다.

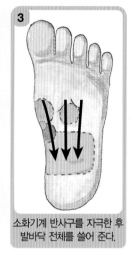

소화기계 반사구를 자극한 후 발바닥 전체를 쓸어 준다.

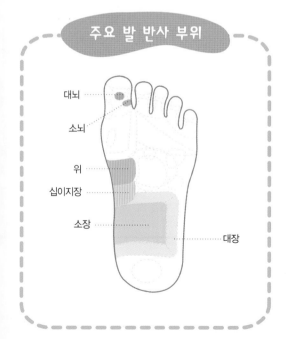

주요 발 반사 부위

대뇌
소뇌
위
십이지장
소장
대장

1 기본 반사구인 신장－수뇨관－방광 반사 부위를 마사지해 노폐물을 이동시킨다.

2 뇌를 자극해 집중력을 높이는 마사지를 한다. 우선 뇌의 자극을 위해 대뇌, 소뇌 반사구를 엄지손가락으로 원을 그리듯이 마사지를 한 후 4초간 지그시 눌러 주는 것을 4~5회 반복한다.

3 주로 앉아서 생활하는 수험생들의 소화 촉진을 위해 위, 십이지장, 소장, 대장 반사 부위를 각각 지그시 눌러서 자극한 다음 손으로 발바닥 전체를 부드럽게 쓸어 준다.

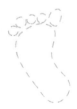

엄마손이 약손, 아이사랑 발마사지

집중력을 높이고 싶을 때

예로부터 동서양의 천재들은 걸으면서 좋은 생각을 많이 떠올렸다고 한다. 먼저 고대 그리스의 철학자들이 맨발 산책을 좋아했던 것은 뇌의 상응 부위인 엄지발가락을 자극하면 사고를 촉진한다는 것을 알고 있었기 때문 이다. 가장 먼저 발과 두뇌의 상관관계에 주목한 사람은 '히포크라테스의 선서'로 유명한 고대 의학자 히포크라테스. 그는 "걷는 운동이야말로 두뇌회전에 가장 좋은 운동법"이라고 말했다. 그리스의 철학자 플라톤과 그의 제자 아리스토텔레스도 주로 맨발로 걸으면서 사색을 즐겼다고 한다. 플라톤은 나무 그늘 아래를 걸으면서 강의를 했고 아리스토텔레스는 주로 학교 통로를 맨발로 걸었다고 한다.

근대에 와서는, 18세기 영국의 시인 워즈워드가 서재가 어디냐는 질문에 대해서 "집에 있는 것은 도서관이고 내 서재는 집 밖에 있다."고 대답했다고 한다. 산책을 즐겼던 워즈워드가 자연 속을 거닐며 시에 대한 많은 영감을 얻었다는 것을 짐작할 수 있는 부분이기도 하다.

독일의 철학자 칸트도 매일 아침 시계보다 정확할 만큼 일정한 시간에 산책을 즐겼는데 이를 통해 생각을 정리하고 집중력을 높여 위대한 사상가가 되었다. 이처럼 고대나 근대의 철학자, 과학자들이 발을 사용해서 걸은 것은 두뇌와 밀접한 관련이 있기 때문이다. 발가락에 분포되어 있는 말초신경은 구심신경인 대뇌와 연결되어 있어 걷거나 발을 사용하는 단순작업만으로도 뇌세포를 긴장상태로 만든다. 이 경우 뇌에 산소와 혈액유입량이 증가하여 뇌의 활동이 향상된다. 실제로 걸을 때 전체 뇌세포의 기능이 약 10% 이상 향상된다고 하는 조사결과도 있다.

아이들의 두뇌발달을 도우려면 대뇌 반사구인 엄지발가락을 수시로 눌러 주면 좋다.

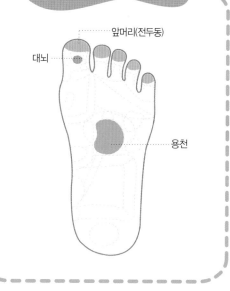

주요 발 반사 부위

앞머리(전두동)
대뇌
용천

1 대뇌 반사구인 엄지발가락을 엄지손가락의 지문 부위를 이용해서 동그랗게 원을 그리듯 마사지해 주다가 중간 부분을 지그시 눌러 준다. 이것을 4~5회 반복한다.
대뇌 반사구인 엄지발가락을 자극하면 대뇌의 혈류량을 증가시켜 집중력을 좋게 한다.

2 용천 부위를 원을 그리듯 자극한다.

3 앞머리 반사구를 손톱으로 꼭꼭 눌러 가면서 다섯 개의 발가락 모두를 자극한다.

4 발가락 사이사이를 간질이듯 마사지한다.

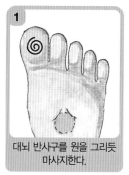

1 대뇌 반사구를 원을 그리듯 마사지한다.

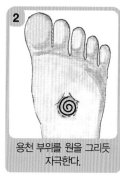

2 용천 부위를 원을 그리듯 자극한다.

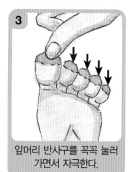

3 앞머리 반사구를 꼭꼭 눌러 가면서 자극한다.

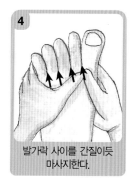

4 발가락 사이를 간질이듯 마사지한다.

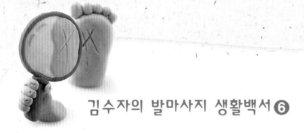

틈틈이 양말 벗고
용천 자극하기

직장에 도착하면 먼저 구두를 벗어두고 편한 신발로 갈아 신는 게 좋다. 만약 분위기가 엄격하여 그럴 수 없다면 앉은 자리에서라도 구두를 벗어둔다. 발가락이 자유롭게 편히 숨쉬도록 놓아두는 게 가장 중요하다.

전날의 피로가 풀리지 않아 머리가 무겁다면 용천을 누르고 엄지발가락 뒤쪽을 위에서 아래로 자극해준다. 양말을 벗고 하면 더욱 효과적이다. 아침부터 머리가 무겁다면 그날의 업무는 마비된 것이나 다름없다.

중간중간에 마음이 산란하고 집중이 안 되어 일이 손에 잡히지 않을 때는 구두를 벗고 책상 안쪽에 있는 발걸이에 발바닥을 붙이고 꾹 눌러본다. 이때 용천 부위를 집중적으로 자극한다. 점심 식사 후에는 지압봉이나 필기구의 뭉툭한 부분 등으로 용천을 4초씩 3회 지압해준다. 집중력을 강화시켜주고 식곤증을 예방해준다.

아주 쉬운 건강목욕
효과만점 족욕

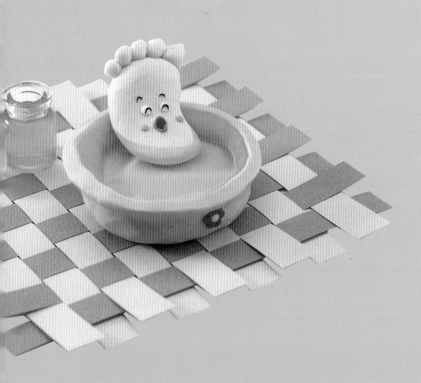

담그고만 있으면 OK!
족탕

하루 일과를 끝내고 집에 돌아와서 자신의 소외되고 혹사당했던 발을 정갈하게 씻고 향기로운 물에 발을 담그면 하루의 피루가 절반은 날아간 듯한 느낌을 갖게 된다. 예로부터 물은 인체에 미치는 불가사의한 힘 때문에 '마법의 탕' 이라고 할 정도로 인류에게 사랑을 받아왔다. 실로 인간은 물 없이는 살 수 없다. 인체는 85% 이상이 수분으로 이루어져 있기 때문에 우리는 끊임없이 이 생명의 물요법에 관심을 갖게 되는 것이다. 물 요법을 최초로 치료목적으로 사용했던 히포크라테스는 특히 물 요법이 만성질환과 여성에게 도움이 된다고 했다. 간편하게 더운 물에 발만 담가도 몸안의 노폐물이 땀과 함께 몸밖으로 배출되고, 뇌의 긴장이 풀어지며, 숙면을 취할 수 있고, 피부의 탄력 유지나 뭉친 근육을 이완시키는 데도 효과가 있어 다른 치료를 받지 않아도 된다고 했다.

만성질환 치료하는 묘약

따끈한 물에 발목을 담그는 족탕은 혈액순환을 자극하여 몸안의 노폐물과 독소를 배출함으로써 자연치유력을 높인다. 더군다나 족탕을 할 때 무좀이 있는 발이라면 아로마오일 2~3방울을 첨가해보자. 무좀치료와 함께 몸과 마음의 스트레스까지 해소하는 효과가 있다.

족탕은 몸의 전반적인 건강 상태를 바로 잡아주고 만성질병을 치료하는 묘약이 되기도 한다. 예로부터 〈두한족열〉이라 해서 머리는 시원하게, 발은 따뜻하게 해야 건강할 수 있다고 했다.

심장에서 박출되어나간 혈액이 발끝까지 내려갔다가 다시 정맥을 통해 심장으로 돌아가는 것을 우리는 혈액순환이라 한다. 태어날 때부터 손발이 차가운 사람도 있지만 최근에는 여러 가지 성인병으로 인하여 혹은 만성 혈액순환장애 때문에 발이 차가운 사람들이 많다.

어느 의료통계에 의하면 특히 한국 여성들의 절반이 손발이 차다고 하는데 이는 심장에서 박출되어 나온 따끈한 혈액이 발끝까지 원활하게 소통되지 못함을 의미한다. 이럴 때 발을 따뜻한 물에 담그는 각탕 혹은 족탕이야말로 손발

증상별 아로마 족욕법

- **스트레스** – 로즈, 일랑일랑, 제라늄, 샌들우드, 라벤더, 로만캐머마일
- **변비** – 로즈메리, 라벤더, 로만캐머마일, 레몬, 페퍼민트
- **감기** – 티트리, 레몬, 베르가못, 라벤더, 로즈메리, 유칼립투스, 페퍼민트
- **빈혈** – 로만캐머마일, 레몬
- **생리통** – 라벤더, 로즈메리, 페퍼민트, 캐머마일
- **냉증** – 제라늄, 티트리, 샌들우드
- **두통, 기타 통증** – 라벤더
- **불면증** – 만다린, 일랑일랑, 로즈제라늄
- **우울증** – 제라늄, 시나몬

을 나아가 온몸을 따뜻하게 유지하는 아주 손쉬운 방법이라 하겠다.

부작용 없는 웰빙처방, 족탕

아침에 딱 맞던 신발이 오후에 꼭 끼는 것처럼 느껴지거나, 발이 부은 것처럼 느껴질 때가 있다. 발에는 작은 뼈들이 많이 있어 이 뼈들을 연결하는 조직인 인대가 오후에는 늘어나게 되는데 이 때문에 발의 부피가 늘어나게 된다. 늘어난 인대를 원래대로 수축시키는데 가장 좋은 방법이 족탕이다.

대야에 42~44℃ 정도의 따끈한 물을 준비해 발목이 잠길 정도로 담근 다음 하루 15분 정도 족탕을 하면 발끝에서부터 따뜻한 온기가 전신을 통해 순환 소통되어 신체의 여러 가지 증상별 불균형을 잡아주는데 큰 효과가 있다.

이러한 온열효과에 의해 혈액순환이 활발해지면 혈압도 낮아지고 그로 인해 심장에 주어진 부담이 가벼워진다. 또한 신장혈관은 확장되어 이뇨작용을 촉진하게 되므로 일석이조의 효과를 누릴 수 있다.

뜨거운 족탕이 싫다면 미지근한 물로도 족탕을 즐길 수 있는데 이는 자율신경계의 부교감신경을 지배해 신비스럽게도 일상의 긴장이 풀리고 기분이 안정되며 잠도 잘 오고 면역력을 높이는데 그만이다.

미인은 족탕을 좋아해!

엄지발가락이 둘째발가락 쪽으로 15° 각도 이상 휘어지면 이를 외반모지 혹은 무지외반증이라고 한다. 미인들은 더 아름답게 보이기 위해 굽이 높은 하이힐이나 발가락을 꼼짝 못하게 하는 꽉 조이는 가죽신발을 많이 신게 되는데 이런 신발을 오래 신다보면 거의 외반모지 증상이 나타나게 된다. 이 증상은 엄지발가락 마디가 벌겋게 부은 것처럼 튀어나오거나 안으로 휘어서 마치 둘째 발가락을 타고 누르는 것처럼 보이기도 하는데, 몹시 아픈 것이 특징이다. 외반모지 증상은 남성보다 여성에게, 특히 얼굴이 아름다운 미인에게서 3배 이상 더 많이 발생한다. 정도가 심하면 수술을 받아야 하지만 그다지 심각하지 않다면 족탕법으로 발의 혈액순환을 촉진하고 압박했던 발의 피부나 근육을 이완시켜 신체 곡선의 아름다운 기능을 회복시킬 수 있다.

족탕을 하면 따뜻한 온기가 온몸으로 퍼져 심신이 편안해지고, 소화불량이나 불면증, 뒷목 뻣뻣함 등이 사라지는 효과도 덤으로 얻을 수 있다. 더불어 피부가 촉촉해지고 탱탱하게 탄력을 갖게 되니 어찌 족탕을 즐기지 않을 수 있을까.

쉽고 간편한 족탕, 언제든지 어디서든지!

족탕의 장점은 뭐니뭐니해도 간편하다는 데 있다. 욕조도 필요없고 두 발을 담글 수 있는 대야만 있다면 언제 어느 곳에서나 쉽게 할 수 있다. 전신목욕이나 반신욕은 물의 소비량도 많고 일정 시간 동안 욕실에서 집중적으로 몸을 물에 담그고 있어야 하지만, 족탕은 대야에 발목이 잠길 정도의 따끈한 물만 있다면 거실이건 방이건 내가 머물고 싶은 장소에서 책을 읽거나 음악을 들으면서, 혹은 TV를 보면서 할 수 있기 때문에 아주 편리하다. 심지어 학생들의 경우 책상 밑에 놓고도 사용할 수 있어 좋다. 식욕이 없을 때 식탁 밑에 따끈한 물을 두고 발을 담근채 식사를 해 보라. 물이 주는 시원함과 안정감 그리고 저절로 생겨나는 식욕으로 식사시간이 즐거워진다. 또한 잠도 푹 잘 수 있어 너무 좋다.

병을 치료하는 데에는 여러 가지 치료 방법이 있게 마련이다. 족탕은 부작용 없고 경제적인 웰빙 치료법으로서 만성질환으로 고생하는 많은 분들에게 분명 큰 도움을 줄 것이다.

증상별 물 치료법

현대의학의 눈부신 발전에도 불구하고 많은 사람들이 다양한 질병으로 고통받고 있다. 특히 현대인들의 약 1/3은 반건강인이라고 할 수밖에 없는 현실 속에 우리는 살고 있다. 약을 먹어도 병이 줄지 않는 시대에 살고 있는 것이다. 지금부터라도 매일 저녁 족탕을 습관화하여 몸과 마음의 건강을 지키도록 하자.

● **몸이 무겁고 특히 다리가 천근만근일 때** 그 정도에 따라 물의 온도를 조절해서 발을 담그는 방법이 있는데, 바로 물의 온열자극에 관한 건강증진법이다. 이는 독일의 Wasserkur(바써쿠르) 즉, 〈물 치료법〉을 말하는 것인데 개개인의 건강상태에 따른 이 방법은 인류가 약을 덜 먹게 하는 건강요법으로도 유명하다.

● **온몸이 쑤시고 아플 때** 몸이 쑤시고 아플 때는 물의 온도가 중요하다. 38~40℃ 정도의 물에 각탕을 15분 이상 한다. 너무 간단한 족탕은 효과를 기대할 수 없다. 몸의 상태에 따라 물의 온도와 시간을 조절하면 만족할만한 효과를 얻을 수 있다.

약 40℃의 물에 휴식에 도움이 되는 향기요법을 병행하면 좋다. 족욕은 반드시 이마에 땀이 송글송글 맺혀야 된다고 생각하는데, 몸과 마음을 편하게 하고 싶을 때는 미지근한 물에 15분 이상 발을 담기만 해도 즐거워진다. 이때 물이 쉽게 식을 수 있으므로 전기포트에 물을 끓여놓고 물이 식은 듯 하면 바로 더운물을 보충하여 물이 식지 않도록 한다. 비발디의 〈사계〉같은 감미로운 음악을 곁들이면 더욱 효과적이다.

● **요통으로 고생할 때** 요즘엔 젊은 사람들 중에도 요통으로 고생하는 경우가 많다. 컴퓨터 앞에 오래 앉아서 같은 자세로 일하는 전문직장인들, 또는 장거리 운전자, 하루종일 책상에 앉아 공부하는 학생에 이르기까지 요통 증세를 보이는 요소는 실로 다양하다.

　요통은 약 40~41℃ 정도의 물에 발을 담그고 30분 정도 족탕을 하여 온몸의 혈액순환을 도우면 증상이 훨씬 가벼워진다.

　사람은 뼈와 근육을 제외한 나머지 280% 이상이 혈관이라 할 수 있다. 우리 몸속에 흐르는 전체 혈액은 1분에 한 번 꼴로 폐에서 신선한 산소를 공급받는다. 특히 현대인들의 몸속에 있는 혈액의 1/3은 다리와 엉덩이 쪽에 몰려 있어 발을 따뜻하게 물에 담그면서 족탕을 하게 되면 상대적으로 혈액이 부족한 부위의 혈액순환이 촉진되어 통증을 덜 느끼게 된다.

● **스트레스가 많을 때** 항상 긴장감에 억눌린 상태로 많은 업무를 하는 사람들의 경우 매일 30분씩 37~38℃ 정도의 미지근한 물에 발을 담그고 족욕을 해 보자. 그날 생긴 피로감, 불쾌감, 긴장감이 소리소문없이 사라진다.

　긴장감이 팽배한 사람에게는 뜨거운 각탕보다 미온 각탕을 지속적으로 하는 것이 도움이 된다. 낮동안에 긴장된 교감신경상태를 밤까지 연장시키면 불면증, 만성피로감, 소화불량 등 심신의 균형이 깨져 또다른 질병을 부를 수 있다.

아주 쉬운 건강목욕, 효과만점 족욕

HOW TO
족욕하는 방법

족욕기(각탕기)를 이용하는 경우

❶ 족욕기를 구입할 때는 무릎 아래까지 충분히 잠길 수 있는 높이인지 꼭 확인한다.

❷ 찬물을 받아서 온도를 41℃에 맞춘 다음 족욕을 시작하는 것이 일반적이지만, 시간이 없는 경우 뜨거운 온수를 받아서 족욕기에 채우고 41℃에 맞추어도 된다.

❸ 온도가 41℃가 되면 무릎 아래까지 충분히 물속에 잠기도록 한 뒤 눕거나 앉아서 편안하게 쉬도록 한다. 양동이를 이용할 때처럼 따로 뜨거운 물을 준비하는 번거로움 없이 편안하게 온도계의 숫자만 원하는만큼 올려주면 물이 자동으로 데워진다.

❹ 41℃에서 5~10분, 42℃에서 5분, 43℃에서 5분, 총 20분 동안 담그고 있는다. 반신욕과 달리 족욕은 온도를 45℃까지 올릴 수 있고 시간도 30분까지 늘려도 되지만, 20분을 채우지 않았어도 몸이 더워지면서 땀이 나기 시작하면 즉시 멈춘다. 만약 땀이 나지 않더라도 최고 30분을 넘겨서는 안 된다.

❺ 찬물에 2분 정도 발을 담갔다가 양말을 신고 하의를 챙겨입는다. 그리고 모관운동(누운 자세에서 팔과 다리를 위로 들고 흔들어주는 운동)을 하면 혈액순환을 도와 더욱 좋다.

❻ 발한 이후 2시간 30분 이내에 생수나 염분, 그리고 비타민 C를 섭취한다.

양동이를 이용하는 경우

❶ 양동이에 40℃가 되는 더운물을 준비한다.

❷ 눕거나 앉아서 무릎 아래까지 다리가 물속에 잠기게 한다.

❸ 족욕을 하는 동안 물의 온도를 조금씩 높여주어야 하는데 40℃에서 5분, 41℃에서 5분, 42℃에서 5분, 43℃에서 5분, 총 20분 동안 담그고 있다. 물을 데워서 하는 경우라면 온도를 맞추기가 쉽지 않으므로 따로 온도계를 준비한다. 무선주전자를 곁에 두고 뜨거운 물을 보충하는 식으로 하면 편리하다.

❹ 몸 전체가 훈훈해지거나 겨드랑이, 등에 땀이 살짝 나면 족욕을 끝낸다.

❺ 2~3분 정도 찬물에 발을 담근다. 긴장이 풀어지고 근육이 이완된 상태에서 움직이게 되면 발목에 무리를 줄 수 있기 때문이다. 단, 잠자기 바로 전에 족욕을 한 경우라면 생략해도 된다.

❻ 발의 물기를 잘 닦아내고 편히 누워 쉬면서 모관운동을 해준다.

❼ 발한 이후 2시간 30분 이내에 생수나 염분, 그리고 비타민 C를 섭취한다.

족욕의 효과를 높여주는 아이디어 5

1 아로마 소금을 넣고 족욕을 하면 부기가 많이 가라앉으며, 물 온도가 쉽게 내려가지 않는다.

2 족욕이 끝난 다음 발 크림을 바르고 랩으로 돌돌 말아 10분정도 두면 크림이 골고루 스며 발이 훨씬 촉촉해진다.

3 족욕 물에 사과식초나 감식초를 3큰술 정도 희석해 발을 담그면 뻣뻣하게 굳은 발이 풀어지고 피부도 부드러워진다.

4 겨자가루를 살짝 풀어 족욕을 하면 혈액순환을 도와 발이 따뜻해진다. 겨자가루는 살균기능이 있어 여름철에 특히 유용하다.

5 발 관리 후 페퍼민트 스프레이로 마무리하면 부기가 빨리 가라앉고 염증이 사라지며 피로도 빨리 풀린다.

불면증에 효과있는 녹차 족욕 가이드

불면증에 시달릴 때 집에서 쉽게 해결할 수 있는 녹차 족욕법을 소개한다. 녹차는 티백으로 되어 있는 것을 사용해도 되고 녹차가루나 녹차잎을 사용해도 된다. 유통기간이 지난 것을 버리지 말고 모아 두었다가 사용하는 것도 방법이다.

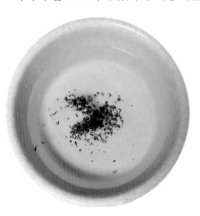

족욕 방법

❶ 따끈한 물(40~60° 정도)을 발목이 잠길 정도로 준비해 대야에 붓고 녹차가루를 1큰술 섞는다. 유통 기한이 지난 녹차가루도 상관없다.

❷ 가루녹차를 풀 때 뭉치지 않도록 잘 풀어 주어야 한다. 잎을 사용할 때는 잎을 따뜻한 물에 담가 녹차 성분이 우러나게 한다.

❸ 녹차의 유효성분이 잘 풀어졌으면 물에 발을 담근다. 발목이 잠길 정도로 물을 부어야 효과가 있다. 발을 담근 후 10분 정도 지나면 물이 식는데 그 때 더운 물을 더 보충한다. 커피포트에 물을 끓여 놓고 보충하면서 발을 담그면 편리하다.

❹ 15분~20분 정도 있으면 이마나 콧잔등에 땀이 송송 맺힌다. 그것은 혈액 순환이 잘 되고 있다는 증거다. 몸이 확 풀리고 노곤해지면 발을 꺼내 물기를 닦는다.

❺ 수면양말을 신고 자면 발을 따뜻하게 유지할 수 있어 더 효과가 있다.

* 족욕을 시작하기 전에 편안하게 앉아서 발가락에서부터 발꿈치까지 꾹꾹 눌러 마사지를 하고 기본 반사구인 용천, 대뇌반사구인 엄지발가락을 눌러 준 후 발목돌리기 운동을 하고 시작하면 혈액순환을 더 빠르게 유도할 수 있다.

책속부록
족상이야기

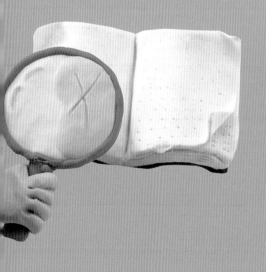

족상이야기

● 족상이란?

족상(足相)은 발의 얼굴이다. 사람마다 얼굴이 다른 것처럼 발의 크기나 모양, 색깔도 다 다르다. 따라서 얼굴을 보고 그 사람의 운명을 점칠 수 있듯 이 족상을 보면 그 사람의 인생을 가늠할 수 있다. 다만 다른 점이 있다면, 얼굴은 양(陽)의 기질을 가지고 있고, 발은 음(陰)의 기질을 가지고 있다는 것이다. 동양 철학을 바탕으로 생각할 때 양(陽)은 발산하는 것인 반면 음(陰)은 축적되는 것이다. 즉, 얼굴은 쉽게 표정을 바꿀 수 있지만 발의 표정은 쉽게 교정되지 않는다는 것. 발의 얼굴은 심신의 건강과 장기가 완전히 좋은 균형을 이루어 축적되어야만 바뀐다.

발을 일컫는 글자 '족(足)'은 무릎을 본뜬 '口(구)'와 정강이부터 발목까지를 본뜬 글자 '止(지)'를 합친 것이다. 그런데 이 足(족)이라는 글자가 참 오묘하다. 뭔가 채워지지 못하고 모자란다 싶으면 '부족(不足)'하다고 말한다. 반대로 더 이상 바랄 게 없을 때는 '만족(滿足)'이라는 단어를 쓴다. 우리 조상들이 발을 얼마나 소중하게 생각했는지 알 수 있는 대목이다.

사실 발만큼 소중한 기관도 없다. 발은 우리 몸의 뿌리이자 떠받치는 기둥이다. 육중한 몸을 싣고 다니면서 대지와 접촉하기 때문이다. 우리 몸의 뿌리인 발이 잘못되었을때 건강에 이상이 생기는 건 어쩌면 당연한 일인지도 모르겠다.

● 족상의 기본

발은 크게 세 부분으로 나뉜다. 먼저, 천부(天部)는 발가락이 있는 부분으로 목에서 머리까지 해당한다. 두 번째 부위인 생부(生部)는 발 가운데 부분인데 인체로 보면 목 밑인 동체(胴體)에 해당한다. 가장 아랫부분인 발뒤꿈치, 지부(地部)는 다리와 관련된 부분이다.

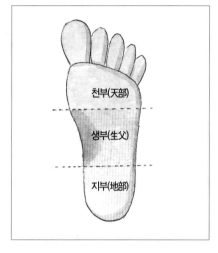

* **천부(天部)** … 과거의 운으로 조상 대대로 불운이 쌓여 있다면 바로 이곳에 문제가 나타난다. 또한 천부는 정신과 마음의 상징으로 정신적인 문제나, 과거의 나쁜 운, 질병, 번뇌가 반영된 곳이다. 만약 이곳에 무좀이 많다면 한치의 여유도 없이 달려 왔음을 뜻한다.

* **생부(生父)** … 현재 자신의 상태를 반영한다. 생부는 특히 인체의 내장과도 깊은 관련이 있다. 위장, 심장, 간장 등과 관련이 있어서 조깅 등 운동을 많이 하면 이곳이 튼튼해지면서 장수하게 된다. 차만 타고 다녀서 이곳이 쇠퇴하면 전체적으로 현재 운이 저하된다. 반면 생부가 발달하면 실천력이 뛰어나고 외향적인 사람이다.

* **지부(地部)** … 미래의 운이 담겨 있다. 이곳은 천부(天部)와 생부(生部)의 영향을 받는다. 각질이 많고 갈라진 경우 미래가 안 좋은 것을 의미한다. 그러나 현재 생활 방식이나 태도를 바꿈으로써 수정도 가능하다. 발은 대자연의 기를 받고 있기 때문에 노력을 하면 할수록 우주의 기가 모여든다. 그래서 노력을 하면 족상도 변하고 미래의 운명도 변하게 된다.

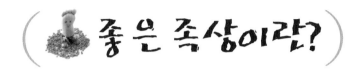 좋은 족상이란?

● 족상의 기본, 족운선 (足運線)

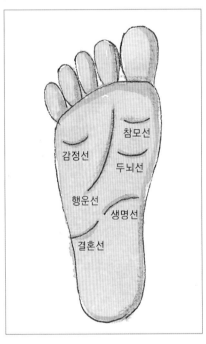

손금처럼 발에도 건강, 금전, 친구 관계, 직업, 결혼 등의 운을 나타내는 족운선이 있다.

* **참모선** … 친구선이라고도 한다. 본인을 지원하는 귀중한 친구들이 얼마나 있는지 표시해 주는 선이다.

* **두뇌선** … 두뇌의 좋고 나쁨을 나타내는 선. 다른 선들과 연결돼서 재미있는 결과를 보여 준다.

* **생명선** … 수명의 길고 짧음, 활력과 미래에 대한 운을 보여 준다.

* **행운선** … 발 중심에 세로로 쭉 뻗어 내려온 선을 말한다. 결혼, 금전 등의 강한 운을 표시해 준다.

* **감정선** … 선의 깊고 얕음, 굵고 얇음에 따라서 그 사람이 감정적인지, 이성적인지, 연애운은 어떤지 알 수 있다.

* **결혼선** … 강하고 길게 뻗어서 행운선과 맞닿으면 좋다.

● 족상이 말해 주는 행운

미래운 두뇌선과 생명선이 평행으로 있어야 노후가 안정되고 풍요롭다. 생명선이 끊어져 있으면 현재 운도 나쁘고, 미래에 질병 때문에 고생할 상이다. 생명선과 행운선이 만나면 대기만성형이라 할 수 있다.

건강운 발뒤꿈치에서 광택이 나면 장수한다. 반면 엄지발가락 밑이 건조하면 근심이 많은 족상으로 본다. 약지발가락이 길면 건강하고 운도 좋다. 새끼발가락은 자궁과 관련이 있기 때문에 새끼발가락이 구부러지거나 변형된 여성은 건강운이 나쁘다.

직업운 행운선이 길면 직업운도 좋다. 행운선 밑에 가는 선들이 많으면 부지런하고 학문에 조예가 깊고, 한 번 끊어졌다가 다시 나와서 발끝까지 이어지면 예술 분야에 소질이 있다.

금전운 발 폭이 보통이면서 발바닥이 따뜻하고 엄지발가락 밑에 짧은 선이 있으면 금전운이 좋다. 또한 참모선이 길면 협력자나 구세주가 찾아온다. 엄지발가락 밑이 광택이 있고, 볼록하고 풍만한 족상을 가졌다면 최상의 금전운을 나타낸다. 발등이 높아도 금전운이 강하다.

결혼운 행운선과 두뇌선이 맞닿아 있으면 결혼을 일찍 할 상이다. 행운선이 끊어져서 결혼선과 엇비슷한 방향으로 뻗어 내려간다면 노력으로 가정을 꾸려 가는 상이다. 행운선은 있지만 결혼선이 흐릿하면 결혼운도 빈약하다.

연애운 새끼발가락 밑에 감정선이 명확하면 여자는 애교가 있고, 남자는 박력이 있어서 연애운이 좋다. 감정선이 중간중간 끊어져 있으면 반대하는 사람이 많아서 연애가 잘 성사되지 않는다. 또 감정선이 짧으면 따지고 계산하는 성향의 사람으로 이성적인 연애를 추구한다.

행운을 부르는 발 관리법

26개의 뼈, 33개의 관절, 20여 개의 근육과 100여 개의 인대로 이루어진 발은 인체 가운데서 가장 아래에 있지만 많은 건강 정보와 신호가 들어 있다. 따라서 발에 이상이 생기면 걸음걸이가 바르지 않게 된다. 자연히 혈액순환 장애, 신경계에 이상이 찾아온다. 이는 발에 분포되어 있는 해당 장기에 직접적인 영향을 주고 안색과도 직결된다.

따라서 발을 함부로 하면 건강과 운이 나빠질 수도 있다. 따라서 비록 보이지는 않아도 절대 푸대접을 해서는 안 되는 곳이 발이다. 행운을 가져다 주는 좋은 발은 무엇이고 관리법은 어떤 것이 있는지 알아보자.

● 행운을 가져오는 발의 조건 & 관리법

* **언제나 따뜻한 발** … 발을 따뜻하게 유지하는 것은 기본이다. 신경이 예민해져 있을 때, 한 가지 일에 몰두하거나 일이 잘 풀리지 않아서 긴장할 때 발은 차갑게 변한다. 머리에만 혈행이 집중되어 몸 전체에 혈액순환이 잘 이루어지지 않기 때문이다. 발이 차가우면 당연히 컨디션이 나빠지고 스트레스도 더 쌓인다. 반대로 발바닥이 화끈 달아오를 정도로 뜨거운 것도 좋지 않다. 몸이 지쳐 있거나 발바닥에 심한 자극이 있을 때 생기는 현상이기 때문이다. 발바닥이 지나치게 차거나 뜨거우면 건강에 해롭고 안 좋은 일이 생길 수 있다

는 징조다. 손으로 만졌을 때 어렴풋이 따뜻한 느낌이 전달되는 정도로 발의 체온을 유지시키는 것이 좋다.

*균형 잡히고 일그러짐이 없는 발 ··· 발바닥이 일그러졌다는 것은 생활 리듬이 완전히 깨진 상태를 말한다. 뭔가 일이 잘 풀리지 않고 부자연스럽거나 건강에 문제가 생겼다는 신호이다. 특히 사고방식이나 생활습관이 잘못됐을 때도 발이 일그러지는 경우가 많다. 이런 사람들은 마사지를 통해 일시적으로 발을 교정한다고 해도 생활환경이나 태도를 바꾸지 않으면 이내 못생긴 발로 되돌아갈 것이다. 내장 기관에 문제가 생겨도 발 모양의 균형이 깨지고 일그러질 수 있으니 각별히 신경을 써야 한다.

*피부가 매끄러우면서 광택이 나는 발 ··· 족상학에서도 매끄럽고 광택이 나는 발을 가지고 있으면 장수한다고 했다. 반면 피부에 윤기가 없고, 지나치게 말랑말랑한 발바닥을 가지고 있는 사람은 병이 들었거나 건강이 그리 좋지 못한 상태. 대개 몸을 움직이기 싫어하고 앉아서 머리로만 해결하려고 드는 사람들의 발이 그런 형상을 띤다. 다시 말해서 고생을 싫어하면 할수록 발바닥은 윤기를 잃게 된다.

광택이 나는 발은 많이 움직이고, 활발하게 활동을 했다는 증거이기도 하다. 적극적으로 생활하고 부지런히 움직여서 광택이 나는 아름다운 발을 만들자. 그만큼 행운을 거머쥘 확률도 높아질 것이다.

*장심부가 뚜렷한 발 ··· 장심부는 발의 가운데 부분을 말한다. 꼼짝 않고 가만히 있으면 장심부는 절대 발달하지 않는다. 장심부가 덜 발달한 사람들은 대개 행동력이 부족하고 부정적인 사람이다. 또한 위장 기능이 약하고, 편식

하는 경향을 보이기도 한다. 건강하지 못한 체질로 병을 달고 다니는 사람들은 장심부가 미약하다.

족상에서도 이런 경우는 현재의 운이 몹시 안 좋은 상태로 본다. 노력을 해도 이루어지지 않고, 괴로운 일이 자주 생긴다. 따라서 장심부가 뚜렷하지 않은 사람들은 긍정적인 사고 방식을 갖기 위해서 생활리듬을 바꿀 필요가 있다.

* **바닥에 상처나 질환이 없는 발** … 발가락 사이에 먼지나 때가 끼어 있거나 발가락 끝에 심한 변형이 오면 운세가 저조하다. 또 무좀이나 피부병이 있는 발도 마찬가지다. 모든 발바닥의 상처나 질환은 무관심과 불결함에서 시작된다. 그만큼 생활이 똑 부러지지 못하다는 뜻이다.

이런 사람들은 육체적인 질병보다 정신적이 문제가 생기기 쉽다. 의지가 빈약하거나 나약한 마음으로 대충 살고 있는 형국으로, 내성적이고 답답한 삶을 살아 갈 확률이 크다.

이런 사람은 일을 끝내지 못하고 어중간한 상태에서 그만두어 상사에게 꾸중을 듣는 경우가 많을 것이다. 자신감을 잃고, 항상 벽에 부딪혀서 괴로워하는 생활이 반복되어 고민하기도 한다.

● 운이 저조한 발바닥 신호

* **갑작스럽게 큰일이 생기거나 중병에 걸리기 쉬운 족상** … 발바닥이 전반적으로 지지분하고 더러운 사람들은 정신적인 여유가 없는 각박한 생활을 하고 있을 확률이 높다. 언제나 생활에 쫓겨서 자신을 돌볼 틈이 없는 상황인 것이다. 이런 부류의 사람들은 자신도 모르는 사이 병에 걸릴 가능성이 높다. 세상에서 가장 소중한 것은 '나 자신'이라는 생각을 갖고 당장 건강 검진부터 받아 보자.

* **일이 잘 풀리지 않고 병이 진행 중인 족상** … 발바닥이 전체적으로 부어 있지는 않은가 유심히 들여다보자. 특히 장심 부위가 부어 있다면 내장 질환에 문제가 생겼다고 봐도 좋다. 장심이 붓는다는 것은 발바닥이 보내는 위험신호다. 손가락으로 눌러 보아 통증이 있거나 느낌이 안 좋으면 조심해야 한다.

* **심장에 부담이 가중된 족상** … 발바닥을 손끝으로 만져 보았을 때 끈적거리거나 미끈거리는 감촉까지 온다면 심장에 이상이 생겼을 확률이 높다. 이런 발은 현재 진땀이 많이 난 상태로 심장에 부담이 가중되어 있는 상태에서 생활을 하고 있거나, 무언가 갑갑하고 스트레스가 많이 쌓였지만 표출하지 못하는 상황이다. 지나친 흡연이나 폭음을 하고 있지는 않은지 돌이켜 보자.

신발 밑창을 통해 본 건강과 운세

신발이 어떤 형태로 닳느냐에 따라 걸음걸이를 예측할 수 있으며 그것으로 그 사람의 건강과 운세를 판별할 수 있다.

1. 신발 뒤축 바깥 부분이 많이 닳는 사람

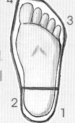

이런 모양으로 신발이 닳는 사람은 온순하고 사려 깊은 성격이지만 대체로 결단력이 부족하다. 건강은 신장이나 위장이 편안하지 못한 상태다. 일하는 태도가 둔하기 때문에 매사 침체되어 있는 경우가 많다.

2. 신발 뒤축의 안쪽 부분이 주로 닳는 사람

끈기가 부족하고 싫증을 잘 내는 사람들이 많다. 방광이나, 대장이 안 좋고 피로가 빨리 찾아온다.

3. 신발 앞쪽 바깥 부분이 잘 닳는 사람

새끼발가락과 관련이 있는 자궁, 방광, 심장 쪽에 문제가 생겼을 확률이 높다. 이런 신발의 주인은 항상 불안정하고 조바심을 잘 내는 성격의 소유자다. 자식과 가정에 근심이 많고, 연애운도 안 좋다.

4. 신발의 앞쪽 엄지발가락 부분이 주로 닳는 사람

두뇌회전이 빠르고, 추진력이 있으며 다른 사람들의 말을 듣지 않는 독불장군형이다. 간장이나 담낭 쪽에 고장이 생기지 않는지 확인해 보자.

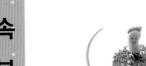 발 모양으로 보는 내 성격

족상학에서는 발의 모양이나 상태로 그 사람의 미래를 점치거나 건강 상태를 확인하기도 한다. 또 성격이나 인간관계, 적성도 어느 정도 파악할 수 있다.

● 지금 내 발의 모양은?

*아치가 거의 없는 통통한 평발 ➜ 출세하기 좋은 실리추구형

평발은 건강 측면에서 볼 때 바람직하지 않은 발의 형태다. 쉽게 지치고 오래 걷지 못하는 형상이기 때문이다. 그렇지만 발이 전체적으로 넓고 통통한 사람은 대체로 사리에 밝고 근면하고 약속도 잘 지킨다. 또 감정적이기보다 합리적인 성격이 많다. 의지도 강하고 성실해서 차근차근 목표를 향해 매진하는 성향을 가지고 있다.

그러나 자신과 무관한 일에는 별로 관심을 갖지 않기 때문에 대인관계에 문제가 생길 수 있다. 또 손해 보기를 싫어해서 이기적인 사람으로 비치거나 냉정하다는 평가를 받기도 한다.

*볼이 좁은 가냘픈 발 ➜ 매력 넘치는 예술가형

버선이나 하이힐을 신으면 선이 고운 예쁜 발이다. 여성적인 형상으로 섬세

하거나 신경이 예민한 사람들이 많다.

독창적인 면모가 있고, 감수성이 발달해 있기 때문에 다른 사람들에게 매력적으로 비춰질 수도 있다. 대개 창조적인 성격의 소유자로 예술이나 문화계에 입문하면 빛을 발하는 경우가 많다. 하지만 예민하기 때문에 신경성 질환에 걸리기 쉽다. 또 깔끔한 성격이지만 자기자신에게는 너그럽지 못해서 스스로 피곤하게 만들기 쉽다.

*밖으로 처진 발 ➜ 적응력이 강한 마당발형

발가락이 넓게 벌어지고 발이 밖으로 처진 사람들은 대부분 적응력이 뛰어나고 재주가 많다. 어떤 환경에서든지 잘 적응하기 때문에 생활력도 강하고 많은 친구를 사귄다.

외향적인 성격의 소유자로 마당발이라는 소리를 듣는다. 감성이 풍부하고 재치도 있으며 친화력이 좋고 의리도 잘 지킨다. 따라서 이런 사람들은 세일즈나 정치 쪽으로 직업을 선택하면 좋다. 그러나 귀가 얇아서 잘 속아 넘어가는 단점이 있다. 또 남에게 보이는 것과 형식을 중요하게 여기기 때문에 보수파라는 소리도 듣는다.

*안으로 휘어진 발 ➜ 수줍음이 많은 외유내강형

양쪽 발을 가지런히 놓았을 때 안쪽으로 약간 기울어진 형상이다. 숫기가 없고 내성적인 사람에게 많다. 남 앞에 나서는 것도 즐기지 않고 수줍음을 많이 타지만 성실한 편이다.

자칫 유약해 보일 수 있지만 실제로는 소신을 절대 굽히지 않는 황소고집인 사람이 많다. 한마디로

외유내강형이다. 특히 한번 약속을 하면 끝까지 지키지만 남의 말을 잘 믿지 않는 경향을 보이기도 한다.

이런 사람들은 숫자와 관련된 직업을 택하면 좋다. 회계사나 컴퓨터 관련 업, 연구직으로 나가면 성공할 수 있다.

*엄지발가락 아래가 불쑥 솟은 발 ➡ 의지가 약한 바람둥이형

엄지발가락 아래가 유난히 솟은 사람이 있다. 이런 사람은 대체로 남의 일에 간섭하기를 좋아하고 다른 사람들 때문에 많이 시달리게 된다. 팔자가 세다는 사람들이 대개 이런 발 모양을 가졌다. 여성이라면 딱 부러지게 거절을 못하는 성격이라 주위에 치근거리는 남자가 끊이지 않는 형상이다. 자칫 하다가는 이성 관계가 복잡해 질 수 있으니 조심하자. 남성도 이런 발을 가진 사람 중에는 바람둥이가 많다.

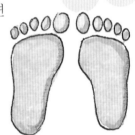

맨발 걷기를 즐길 수 있는 곳

● 보라매 맨발공원
02-833-3461

● 여의도공원
02-761-4078

● 영등포공원
02-831-1194

● 용산 가족공원산책로
02-792-5661

● 서울대공원
삼림욕장 맨발 산책로
02-500-7114

● 경기도 일산 호수공원
031-961-2661

● 경기도 안양
수리산 삼림욕장황토길
031-390-0411

● 경기 성남
중원구 금광동 남한산성
삼림욕장 031-729-5705

● 충북 충주
상모면 수안보 건강 산책로
043-850-2323

● 전남 신안섬
우이도 돈목해수욕장 옆
모래산 061-261-1866

● 전남 담양
대나무 테마공원
061-383-9291

● 경남 거제
·학동몽돌해수욕장
055-635-5421

● 제주 절물자연휴양림
064-721-7421

발로 알아보는 건강지수

　　신체의 건강 상태를 대변해 주는 발. 발은 걸을 때마다 심장으로 혈액을 올려 주는 펌프 역할을 한다. 그래서 발에 문제가 생기면 몸에 이상이 찾아오고, 반대로 몸이 안 좋아지면 발에 변화가 생긴다. 나의 건강지수는 어떤지 발의 상태를 통해서 간단히 체크해 보자.

● 쉽게 하는 건강 테스트

*눈 감고 한 발로 서기 … 눈을 감은 상태에서 한 발을 들고 서 보자. 미국 UCLA의 로이월포드 박사의 주장에 의하면 20세 이하의 사람은 무한대로 서 있을 수 있어야 한다고 한다. 10초 정도 서 있으면 신체나이는 50세 정도이고, 25초를 서 있는다면 30세 정도의 신체나이로 볼 수 있다고 한다.

*계단 오르기 … 건강한 사람이라면 3, 4층 정도의 높이는 쉬지 않고 오를 수 있어야 한다. 만약 2층이나 3층부터 숨이 가쁘거나 발이 무거워지면 심한 운동부족으로 기(氣)가 빠져 있는 상태다.

　　특히 지하철역에서 발차 벨이 울려서 승강장 입구에서 뛰어서 차에 탔을 때 숨이 턱까지 차 오르면 호흡기나 순환기 기능이 저하됐다고 봐도 좋다.

* **가위바위보 셀프 테스트** … 발가락을 구부리는 근육의 힘을 자유자재로 조절할 수 있어야 건강한 상태다. 발가락으로 가위바위보를 해 보자. 세 가지 중 하나라도 부자연스러우면 발에 이상이 생겼다는 뜻이다.

* **발바닥 간질이기** … 발을 마사지하거나 살짝 간지러움을 태웠을 때 충분히 느낌이 오면 상태가 아주 양호한 편이다. 반대로 아무런 느낌이 없으면 건강에 이상이 생겼다는 증거. 또 실컷 주무르고 나서야 시원해진다면 건강에 무리가 오기 시작했다고 봐야 한다.

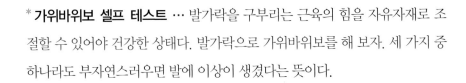

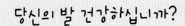

당신의 발 건강하십니까?

지금 내발은 건강한 상태일까? 다음 질문에 O, X 로 표시해 보자.

☐ 눌러서 아픈 곳이 없다.
☐ 외반모지, 해머토 등 발의 변형이 없다.
☐ 관절에 휘어진 부분이 없고 잘 구부러진다.
☐ 냄새도 심하게 나지 않는 편이고 무좀이 없다
☐ 뒤꿈치와 발 앞쪽이 일직선을 이룬다.
☐ 티눈, 못 박힘, 족저사마귀 등이 없다.
☐ 발톱이 윤기가 나고 살을 파고들지 않는다.

☐ 각질이 심하지 않고, 뒤꿈치가 예쁘다.
☐ 선홍빛이고 전반적으로 깨끗하다.
☐ 발가락 5개가 다 벌어져 있다.
☐ 발바닥 무게의 중심이 뒤꿈치 · 엄지발가락 · 새끼발가락쪽에 분포되어 있다.

♣ O가 8개 이상이면 아주 양호한 상태로 볼 수 있다. 또 7개 이상이면 아직은 괜찮지만 조금 신경을 써야 한다. 6개 이하면 발뿐만 아니라 다른 신체에도 이상이 생길 확률이 크다. 다만, 발의 아치 부분이 붓거나 눌러서 아프다면 속히 병원에 가야 한다.

발 상태로 체크하는 건강

● 발의 상태로 알 수 있는 건강 이상 신호

*발바닥이 땀으로 흠뻑 젖는다 … 손바닥에 땀구멍이 있는 것처럼 발바닥에도 땀구멍이 있다. 어느 정도 땀이 나는 건 당연한 일이겠지만 양말이 축축해질 정도라면 곤란하다. 심장에 문제가 생기면 발이 미끈거리면서 축축해지는데 신장이나 갑상선에 이상이 생겨도 마찬가지 증상이 나타난다. 전문의를 찾아가서 상담을 받아 보는 게 좋다.

*발이 저린다 … 기온이 내려가면 혈관이 수축되어 혈액순환에 장애가 오기 때문에 발이 저리게 된다. 특히 나이가 들수록 손발 저림이 잘 찾아온다. 하지만 계절적인 문제가 아니고 평소에도 자주 손발이 저리다면 '다발성 말초신경염'을 의심할 수 있다. 손발에 통증을 유발하는 기관은 뇌의 혈관이 아니라 말초신경이기 때문이다. 또한 당뇨병에 걸려도 손발 저림이 나타나고, 갑상선 기능저하, 간질환, 항암제, 결핵 약에 대한 부작용 등도 원인이 될 수 있다.

*발이 시려서 잠이 오지 않는다 … 혈액순환이 순조롭지 못하다는 신호다.

혈액이 발끝까지 제대로 순환되지 않을 경우 발이 시리게 된다. 손발이 시린 증상을 수족냉증이라고 하는데 여자들에게서 주로 많이 나타나고 빈혈이나 저혈압을 의심해 볼 수 있다.

*발이 붓는다 … 온종일 서서 일을 하거나 하루 종일 걸어서 돌아다닌 후에는 누구나 발이 붓는다. 하지만 자고 일어나면 부기가 빠지는 것이 정상이다. 만약 아침에도 발이 부어 있다면 간기능에 이상이 생겼다는 뜻이다.

*엄지발가락 부분에 응어리가 만져진다 … 엄지발가락 밑에만 유난히 응어리가 만져진다면 갑상선 이상을 생각해 볼 수 있다. 스트레스를 많이 받거나 심리 상태가 불안할 때도 이런 증상이 나타날 수 있다.

*발에서 열이 난다 … 발이 따뜻한 것과 발에서 열이 나는 것에는 큰 차이가 있다. 발이 따뜻하다면 장수(長壽)할 상이지만 후끈거리고 열이 나는 사람은 당뇨병이나 고혈압에 걸렸을 가능성이 높다.

*발톱에 변화가 온다 … 발톱 색깔이 갈색이나 검정색으로 변한다면 건강에 이상이 생겼다는 징조다. 심하면 암이나 자궁근종, 당뇨병까지도 의심할 수 있다. 또 손발톱에 금이 가는 증상도 소홀히 넘겨서는 안 된다.

*발가락 모양이 뒤틀리고 변했다 … 발가락은 두뇌를 상징하는 반사 부위이다. 엄지발가락이 굳어지고 뒤틀리는 통증은 치매나 중풍을 예고하는 전조 증상으로 생각해도 좋다. 평소에 엄지발가락을 자극하면 대뇌, 소뇌의 혈액 순환을 원활하게 해 주어 건망증과 치매 예방에 좋다.

* **발뒤꿈치에 못이 자주 박히고 티눈이 생긴다** … 발뒤꿈치는 생식기의 반사대가 있는 곳이다. 이런 증상이 나타나면 생식기관의 이상을 의심해 볼 필요가 있다. 여성의 경우 월경 이상이나 부인과 질환이 생길 수 있으니 주의해야 한다. 남성은 성욕감퇴나 전립선의 이상을 불러올 수 있다.

* **발가락 색깔이 누렇다** … 발가락 색깔이 변하는 건 혈액 속의 독소가 완전히 분해되지 못했다는 뜻으로, 신장이나 간장에 이상이 생겼다는 조짐이다.

* **다리를 자주 꼬고 앉는 습관이 있다** … 앉을 때 다리를 자주 꼬는 사람은 간장이나 신장 기능이 약하다는 통계가 있다. 대체로 사람은 피곤할 때 다리를 꼬게 되는데 신장이나 간장 기능이 안 좋으면 피로를 많이 느끼기 때문이다. 다리를 꼬면 골반이 압박되어 골반이 휘거나 골반 안에 있는 다른 장기에도 영향을 줄 수 있으니 이런 자세는 의식적으로 피하는 게 좋다.

● 발에 생기는 대표적인 변형

* **무지외반증** … 엄지발가락이 두 번째 발가락 쪽으로 심하게 휘는 증상으로 여성 열 명 중에 한 사람이 앓고 있다고 할 만큼 흔한 질병이다. 특히 앞볼이 좁은 구두를 오래 신고 있는 여성에게서 많이 발병한다.

초기에는 엄지발가락 뿌리에 염증이나 물집이 생기다가 점점 튀어나오게 된다. 치료하지 않으면 변형이 심해져서 무릎이나 엉덩이 관절에도 문제가 생기고, 요통을 유발한다. 류머티즘이나 선천적으로 엄지발가락이 긴 사람, 평발인 사람에게서 잘 나타난다. 증상이 심하지 않다면 엄지발가락과 두 번째 발가락에 스펀지를 끼우는 것만으로도 효과를 볼 수 있다. 또 엄지발가락

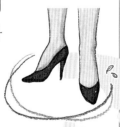

을 벌린 상태에서 6초 동안 힘을 주는 '발가락 벌리기' 운동도 도움이 된다.

＊통풍 … 보통 엄지발가락에서 잘 나타나는데, 무릎이나 발목, 손목 등으로 점차 통증이 퍼져나간다. 관절이 붓고 빨갛게 되면서 발가락이 잘려 나가는 것 같이 아프다. 통풍은 혈액에 요산이 쌓여서 발병하는데 혈액을 타고 관절에 축적되어 주로 관절 부위에 문제가 생기는 것이다.

통풍을 치료하려면 식생활에 특히 주의해야 한다. 갑자기 통풍 발작이 찾아오면 안정을 취하고 냉찜질이나 찬물에 발을 담그는 것이 좋다. 또 몸에서 요산이 빠져 나갈 수 있도록 물을 자주 마시고 고등어나 꽁치 같은 등푸른 생선은 피한다. 육류 섭취도 줄이고 과식은 금물이다. 비만이나 고혈압도 통풍을 악화시킬 수 있으니 주의하고 술도 금해야 한다.

＊족저근막염 … 자고 일어난 뒤, 혹은 오래 앉아 있다가 일어설 때 발뒤꿈치나 발바닥이 아프다면 족저근막염을 의심해 볼 수 있다. 족저근막이란 발바닥에 세로로 이어져 내려오는 근육을 말한다. 족저근막염이 생기는 원인은 아직 확실히 밝혀지지 않았지만 심한 운동으로 발바닥에 무리한 충격이 전해졌거나 족저근막이 압박되거나 긴장하게 되면 발병하는 것으로 보고 있다. 대개 장시간 서서 일하는 직업을 가진 사람들에게 많이 나타나는 질병이다. 평발이나 발등이 높은 사람에게도 잘 생긴다.

족저근막염이 발병하면 발이 쉽게 피로하고 오래 걷지 못하는데, 이럴 때 계단에서 앞꿈치만 올려놓고 서 있는 동작을 꾸준히 하면 증상이 완화될 수 있다. 특수 깔창을 대는 것도 도움이 되지만 심하면 수술을 받는 것이 좋다.

걸음걸이로 알아보는 건강

팔자 모양으로 걷는 사람, 총총총 경박하게 걷는 사람, 축 늘어져서 터덜터덜 걸어오는 사람…. 사람마다 얼굴이 다르듯 걸음걸이나 발자국 소리도 제각각이다. 그런데 팔자나 안짱다리로 걸으면 건강에 심각한 이상이 생길 수 있다. 지금부터 발자국 소리와 걸음걸이를 통해 자신의 건강상태를 측정해 보자.

● 병을 부르는 걸음걸이

* **팔자 걸음** … 장시간 팔자 걸음을 걷게 되면 보행장애나 운동부족이 되기 쉽다. 에너지 소모가 많이 되어 조금만 걸어도 피곤하기 때문이다. 또 누구나 나이가 들면 퇴행성 장애가 생기게 되는데 이때 팔자로 걷는 사람은 통증이나 부종, 근력약화가 동반되기도 한다.

* **안짱다리 걸음** … 양쪽 발을 약간 안쪽으로 향한 채 걷는 걸음걸이로 아킬레스건을 충분히 쓰지 못하기 때문에 발에 못이 박히거나 냉증이 생기기도 한다. 선천적으로 다리 길이가 다르거나 휜 다리가 의심되는 걸음걸이니 일단 병원에 가서 검진을 받는 것이 좋다.

* **고양이등 걸음** … 어깨를 앞으로 웅크리고 구부정하게 걷는 자세로 아름답지 못할 뿐 아니라 요통, 어깨 결림 등을 일으키는 걸음걸이다. 의식적으로 허리를 펴고 가슴을 내밀며 당당하게 걷는 습관을 들여 보자.

건강해지는 보행법

맨발로 똑바로 서면 몸무게의 1/2이 뒤꿈치에 실리게 되고 엄지발가락의 뿌리에 1/4, 나머지 네 개의 발가락 뿌리에 1/4이 실린다. 우리가 하루에 평균 6.5 킬로미터를 걷고 발걸음의 수가 7,500보라고 한다면 발에는 무려 650톤의 무게가 실리는 셈이다. 이렇듯 우리 몸 중에서 발만큼 중노동을 하는 곳은 없다. 그런데 걸음걸이마저 잘못됐다면 발에 주어지는 부담은 더욱 커져 자칫 몸 전체에 영향을 주기도 한다. 우리의 몸과 발을 건강하게 만드는 올바른 보행법을 알아 본다.

● 잘못된 걸음걸이가 후천적인 평발을 만든다

가장 이상적인 보행법은 발뒤꿈치-발바닥-발끝의 순으로 지면에 닿는 것이다. 이렇게 걸어야 발에 피로가 덜 쌓인다.

그러나 한국 사람들은 대개 발뒤꿈치가 땅에 아주 잠깐만 닿고 발바닥이 많이 닿는 '평발 보행'을 한다. 이런 상태로 계속 걸으면 체중이 발바닥에 전달되므로 발바닥의 움푹 들어 간 아치 모양이 주저앉게 된다.

그로 인해 요즘은 후천성 평발이 부쩍 늘어나고 있는 추세라고 한다. 평발이 되면 조금만 걸어도 발등이나 발바닥이 아프게 되고 쥐가 나거나 다리가 붓는 경우도 많아진다.

● 올바른 보행법

1. 등줄기를 곧게 펴고 팔을 가볍게 흔든다

아랫배는 안쪽으로 바짝 당기고 허리와 등줄기를 곧게 편다. 팔을 앞뒤로 가볍게 흔들면서 걸어 보자. 기분이 상쾌해지고 발걸음도 가벼워진다.

2. 보폭은 넓게 땅바닥을 박차듯이 걷는다

보폭이 작으면 같은 거리를 걸어도 걸음 수가 많아지고 발에 부담이 커져 피로해지기 쉽다. 보폭은 가능한 한 넓게 하면서 땅을 살짝 박차듯이 걷는다.

3. 발뒤꿈치-발바닥-발끝 순으로 걷는다

땅에 발이 닿는 순서는 발뒤꿈치-발바닥-발끝 순으로 되어야 한다. 이때 발바닥과 지면의 각도는 45°가 바람직하다.

4. 허리를 많이 흔들지 말고 일직선으로 곧장 걸어간다

걸음을 걸을 때 허리가 좌우로 휘청거리면 허리와 무릎에 부담이 가기 때문에 좋지 않다. 허리를 고정하고 앞을 향해 일직선으로 곧장 걸어가자.

5. 시선은 5~10m 전방을 바라본다

발 밑을 보고 걷게 되면 자세도 나빠지고 자칫하면 넘어지거나 다치기 쉽다. 턱을 목 쪽으로 약간 끌어당기고 시선은 5~10m 전방을 바라보며 걷는다.

평발을 예방하는 운동

● 신발을 벗고 발가락과 발바닥을 15초간 오므렸다가 3초간 편다. 한번에 20회씩 하루4~5번 반복한다.
● 볼펜을 바닥에 놓고 발가락으로 집었다가 내려놓기를 반복한다. ● 양발의 바깥쪽으로만 서는 훈련을 한다.
● 의자나 책상 모서리에 올라서서 발가락 1/3만 밖으로 내놓고 구부렸다가 펴기를 반복한다.

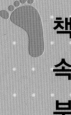

건강한 걷기

인간은 걸을 수 있을 만큼 산다는 말이 있다. 52개의 뼈와 60여개의 관절, 수많은 근육과 혈관신경이 분포되어 있는 발은 평생 지구 4바퀴 반 정도를 보행하며 인체의 하중을 견디고 우리들의 자세의 균형을 유지해주며 가고 싶은 곳 가게 해주고 보고 싶은 사람 만날 수 있게 해주는 고마운 행동기관이다. 그뿐이랴. 발 밑바닥에 있는 반사대는 인체의 주요기관과 연결되어 있지 않은가?

● 하루 30분 걷기로 20년 젊게 살 수 있다

올바른 걷기는 신체의 균형적 발달을 촉진시키며, 보행은 소화가 잘 되게 해주고 머리의 반사구를 자극해 집중력을 높여준다. 어떤 보고서에서는 걷기가 지적능력의 상승효과를 가져온다고 주장하기도 한다.

걷기를 생활화하면 근육발달과 혈액순환의 극대화를 이룰 수 있으며 걷기를 게을리 하는 사람은 발뼈의 발육부진으로 발가락 골절상을 입게 되기도 하며 동작의 균형을 둔화시켜 생체 방어능력 부족을 초래하기도 한다.

이외에도 걷기의 생활화로 얻을 수 있는 효과는 너무도 많다. 편안한 신발을 신고 천천히 걷는 보행은 지적능력향상과 집중력을 높이는데도 효과적이며 소화기능향상, 당뇨병의 혈당저하 및 불면증 해소, 비만 예방에도 탁월한 효과가 입증되고 있다.

● 걷기가 불편하면 신발부터 점검하라

걷는 것을 즐기려면 무엇보다도 보행공학 측면에서 기능성, 순응성, 적합성이 최적의 상태에 있는 신발을 선택하는 것은 기본이다. 우선 가볍고 미끄러지지 않아야 되며, 발목을 보호하도록 설계된 것이 좋다. 걸을 때 발목을 보호하고 걷기 효율을 높여 줄 수 있게 설계된 워킹슈즈를 선택하는 등 목적에 따른 신발을 선택하여 신도록 한다. 그리고 신발선택은 생리 특성상 오후 2시 이후에 신어보고 10보이상 걸어본 후 구입하는 것이 좋다.

이러한 워킹테스트를 거치는 것은 I.O.S(국제표준화기구)가 실시했던 스미스에반스에텍스에서도 이미 입증된 바 있다.

우리나라는 사계절이 뚜렷해 계절의 변화를 느끼며 워킹의 즐거움을 맛볼 수 있다. 워킹을 취미 삼으려면 계절의 영향을 받지 않고 신을 수 있는 발목보호대가 있는 워킹화를 구비하는 것이 좋다.

발목보호대가 있는 워킹화가 여름철에는 갑갑하고 더워 보일 수 있지만, 더운 날씨에도 인기가 있는 발목보호대가 있는 워킹화는 프랑스에서 폭발적인 인기를 얻었다. 프랑스의 인기 여가수 옐레(Yelle)의 뮤직비디오에 출연해 테크노댄스를 추던 청년들이 짧은 스키니 팬츠와 함께 이 운동화를 신었는데, 많이 움직이는 댄서들에게 확실히 발목을 보호해 주는 효과가 있어 화제를 불러일으켰던 것이다.

● 신발에 대한 열정은 생활에 대한 열정이다

미국인은 1년에 평균 5~6컬레의 운동화를 산다고 한다. 아마도 인간이 신었던 첫 번째 신발은 얼기설기 풀로 엮어진 짚신형태의 신으로 오늘날 샌들과 같은 것이었을 것이다. 19C 프랑스에서는 특별한 호두를 까기 위한 구두가 만들어지기도 했고 나폴레옹은 자신의 굽높은 신발로 신분상승의 이미지로도 활용했다. 고대 이집트에서는 신발은 권력과 지위의 상징이었으며 하위계층은 맨발로 다녀야 했고, 또다른 사회계층들은 그들만의 신발로 자신의 지위를 나타냈다고 한다.

투탄카멘왕은 무덤에서는 보석으로 장식된 샌달이 발견되었고 네로황제의 부인인 포마이아는 자신의 애마에게도 굽신을 신겼다고 한다. 오늘날 내가 신는 신발은 나의 라이프스타일, 건강, 열정을 나타내는 지표로도 볼 수 있겠다.

인체의 몸속에 있는 뼈 가운데 1/4을 차지하는 발의 뼈를 불편한 신발 속에 구겨 넣어 발의 고통을 증가시키고 온몸을 불편하게 하지 말자. 발가락이 신발 속에서 자유를 느끼게 해 주는 신발을 선택하는 것이야말로 소중한 나의 건강을 정복하는 첫걸음이 될 것이다.

-- ★ 걷기, 어느 쪽이 좋을까?

● **아침 or 저녁** … 밤새 대기중의 오염물질이 가라 앉으므로 아침 보다는 저녁 7시 무렵에 운동하는 것이 좋다. 특히 당뇨환자는 야간 운동을 해야 효과적인 혈당 조절이 가능하다.

● **숲길 or 포장도로** … 숲길에서 걷는 것이 좋다. 가파른 언덕길은 운동 강도를 높여주고, 지구력을 강화시키며, 칼로리 소모도 늘린다. 고르지 못한 길을 걸을 때는 균형 감각을 점검해 보는 것이 좋다.

● **물 or 이온음료** … 이온음료는 1시간 이상 격렬하게 운동을 하지 않는 이상은 체내에서는 물과 같은 작용을 할 뿐이므로, 물을 마시는 것이 더 좋다. 걷기 전에 물을 충분히 마시되 운동량이 늘어날수록 조금씩 자주 마시자.

264

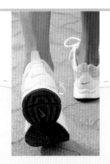

워킹 궁금증

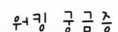

Q 많이 걸으면 종아리가 굵어진다던데…. 다리 모양이 이상해지면 어떡해요?

A 여성들이 모든 운동을 시작할 때 가장 걱정하는 부분이 근육이 생기는 것이다. 하지만 걱정하지 말자. 걷기는 오히려 종아리 근육의 탄력을 높여주고 지방을 줄여 주기 때문에 아름다운 다리 라인을 만들어 준다. 운동화의 밑창이 얇은 경우 다리에 근육이 뭉칠 가능성이 있으므로, 워킹 전용 운동화나 에어가 있는 운동화를 신는 것이 좋다.

Q 며칠 전 처음 1시간을 걸었는데 그 후 일주일 동안 후유증에 시달렸어요. 워킹이 맞지 않는 사람도 있나요?

A 모든 운동이 처음 시작할 때는 운동 통증이 오게 마련이다. 하지만 걷기 운동 이후 허벅지나 어깨에 통증이 강하게 느껴진다면 운동 강도가 지나친 것이다. 운동 다음날 지나친 피로가 느껴지지 않을 정도로 걸어야 한다. 특히 부상으로 인한 통증은 반드시 치료나 휴식을 통해 회복한 후 운동을 다시 시작해야 한다. 부상이 생기기 이전에 미리 준비운동으로 예방하는 것이 가장 좋은 방법.

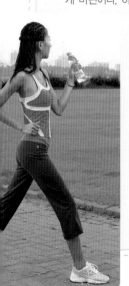

Q 원래 다리가 안 좋아요. 병원에서 관절염 진단도 받았는데 걸어도 될까요?

A 관절염이 있으면 걷지 말아야 한다는 것은 큰 오해다. 규칙적이면서도 적당한 걷기나 달리기는 오히려 관절염을 극복하는 데 큰 도움이 된다. 단, 운동시작 전 반드시 스트레칭을 하자.

Q 운동을 많이 했으니 많이 먹어도 되겠죠? 내일 더 많이 걸으면 되잖아요.

A '운동을 두 배로 했으니 두 배로 먹어도 된다?' 이것은 터무니 없는 낭설이다. 운동을 많이 하면 불타는 난로처럼 계속 에너지를 태우기 때문에 기초 에너지 대사량이 증가해서 평소에도 많은 에너지를 태우게 된다. 그러나 먹는 양이 지나치면 운동을 많이 해도 절대 체중이 감소되지 않는다는 것을 명심한다.

Q 걷다가 발에 물집이 생겼어요. 너무 아파서 힘든데 물집을 빨리 없애는 방법이 없나요?

A 티백 10개를 작은 그릇에 우려낸 다음 3주 동안 매주 두 차례에 걸쳐 차가운 찻물에 발을 씻는다. 물집을 예방하기 위해서는 오일을 발라주어 마찰을 최소화하는 것이 좋다.

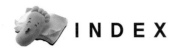

INDEX